認知行動療法・
禁煙ワークブック

Re-Freshプログラム

Ψ金剛出版　　原田隆之 著

はじめに

　WHO（世界保健機関）によれば，世界中で毎年およそ540万人が喫煙が原因で死亡しており，これは実に6秒ごとに1人が死亡しているという計算になります。また，喫煙者の2人に1人は，喫煙が原因で死亡すると言われており，その平均寿命は非喫煙者に比べ，約10年も短いのです。わが国の厚生労働省の統計を見ても，喫煙は高血圧や運動不足などを抑えて死亡リスクの第1位で，年間13万人近い人が喫煙が原因で死亡しています。このようにタバコは現代において，われわれの健康をむしばむ最も大きな敵であると言っても過言ではありません。

　また，タバコは喫煙者本人だけでなく，周囲の人々にも大きな害を及ぼします。受動喫煙はその最たるもので，副流煙には主流煙よりも高濃度の有害物質が含まれています。事実，タバコ煙にはわかっているだけで約4,800種類もの有害物質が含まれており，そのうちおよそ70種類は発がん性物質ですが，副流煙中におけるこれら発がん性物質の濃度は，主流煙の約30倍にも及びます。

　このワークブックを手に取ってくださったあなたは，それぞれに禁煙と健康的なライフスタイル獲得に向けての決意をし，勇気をもってその大きな一歩を踏み出しました。どうか自分自身のその決意と努力に対し，大きな誇りをもってください。

　この本は，「認知行動療法」という心理療法に基づき，タバコを上手にやめるためのワークブックです。認知行動療法は，現在ニコチン依存症を含む薬物依存症の治療に関して，科学的に効果が実証されている唯一の心理療法です。このワークブックのなかには，あなたが禁煙を継続し，タバコと決別するために必要なたくさんのヒントやテクニックが準備されています。

　ニコチン依存症と聞くと，「自分は依存症などではない。ただタバコをやめたいだけだ」と思う人もいるでしょう。そういう方は，もちろんそのような認識でも一向に構いません。タバコをやめるために依存症の治療法を借りる，という認識があればそれで十分です。ただ，このワークブックのなかの依存症に関する記載も読み飛ばさずに，すべてのステップを順に進むようにしてください。

●このワークブックの使い方

　Re-Freshプログラムは，全8回のステップから構成されており，1週間で1つのステップを実践していただくように構成されています。各ステップは，さまざまなトピックについての説明の部分と，それを受けて自分自身を振り返って作業をする部分とに分かれています。また，宿題も用意されています。

　各ステップの説明の部分には，心理学や精神医学に基づく解説，問題克服に役立つ知識やテクニックなどが記載されています。これらについて何度も繰り返し読んで，実生活のなかで活かせるようにしてください。

　作業の部分は，過去の自分や現在の自分について深く内省し，正直に自分自身について記載す

るようになっています。この作業を通して，自己理解が進み，今後の方針を見つけ出すことができるように工夫されています。

　Re-Freshプログラムは，禁煙を決意した人が1人で自習ワークブックとして活用することもできますし，セラピストの援助の下，個人セラピーの教材として，あるいはグループ・セラピーの教材として活用することもできます。

　また，すでに禁煙を開始している人も，これから禁煙を始めようと思っている人も，どちらの方にも活用していただけるようになっています。すでに禁煙を開始している人は，自分に関連のない項目は適宜読み飛ばしていただいて構いません。まだ禁煙を開始していない人は，第5週目「ステップ5」が禁煙のスタートとなります。この日を念頭において，禁煙開始に向けて徐々に心構えをしていただければと思います。また，禁煙外来受診中の人やこれから受診を考えている人は，次項「禁煙補助薬について」を参考にして本ワークブックを活用してください。

　Re-Freshプログラムは，週に1ステップずつ進んでいく構成になっています。次のステップに進む前に，宿題を行なったり，学習した内容の練習をしたりする時間が必要なので，あまり焦って進めず，できるだけこのペースを守って進めてください。

　巻末には，セラピストのためのやや専門的な解説と参考文献の紹介を準備しています。専門家はもちろん，そうでない方も，より深いプログラム理解のために一読されることをお勧めします。

●禁煙補助薬について

　禁煙補助薬を併用すれば，より一層禁煙の効果が高まります。WHOは，現在のところ禁煙に最も効果があるのは，認知行動療法と禁煙補助薬だと述べています。もちろん，認知行動療法（すなわち，Re-Freshプログラム）だけでもよいのですが，一定の条件さえ満たせば，医療保険の範囲内で経口禁煙補助薬の処方を受けることができます。経口禁煙補助薬とは，脳内のニコチン受容体と呼ばれる部分をブロックして，ニコチンの作用を阻害することで，スムーズな禁煙を促進する薬剤です。

　また，ニコチン置換薬（ニコチン・パッチ，ニコチン・ガム）を薬局で購入し，その使用とあわせて本書を活用することもできます。ニコチン置換薬は，タバコ煙に含まれるさまざまな化学物質のうち，ニコチンのみを体内に供給し，徐々にその量を減らすことで，離脱症状を緩和しながら禁煙を促進しようとするものです。使用にあたっては，薬の添付文書や医師または薬剤師の指示に従ってください。

　実際には，薬と本プログラムを併用する，薬の使用期間が終わった後に本プログラムを実行するなど，さまざまな方法が考えられます。具体的には，以下の方法を検討してください。なお，禁煙外来に通院中のときは，医師の指示に従ってください。

（1）まだ禁煙を開始していないとき

　本プログラムでは，第5週目から禁煙開始としています。禁煙外来では，通常，服薬開始から1週間前後を禁煙開始日に設定します。よって，この禁煙開始のタイミングを合わせたほうがよいでしょう。つまり，本プログラム開始後4週目頃に初診の予約を入れてください。

（2）すでに禁煙を自力で開始しているが，禁煙外来も受診したいとき

　できるだけ早目に初診の予約を入れましょう。本プログラムもすぐに始めてください。ただし，1週間に1ステップのペースは守ってください。

（3）すでに禁煙外来を受診し，服薬も開始しているとき，あるいはすでに禁煙外来の受診が終了しているとき

　ワークブックのステップ1から順に，1週間に1ステップのペースで読み進めてください。

（4）すでに禁煙を開始し，ニコチン置換薬（ニコチン・パッチ，ニコチン・ガム）を使用しているとき

　ニコチン置換薬は定められたスケジュールで使用し，ワークブックは，ステップ1から順に，1週間に1ステップのペースで読み進めてください。

（5）まだ禁煙を開始しておらず，ニコチン置換薬と本プログラムを併用したいとき

　ニコチン置換薬は定められたスケジュールで使用し，ワークブックは，ステップ1から順に，1週間に1ステップのペースで読み進めてください。

　喫煙期間が短い方やニコチン依存症の診断基準に該当しなかった方，妊娠している方，狭心症や心筋梗塞など虚血性心疾患のある方などは，禁煙補助薬の処方を受けることができない場合があります。その場合，本ワークブックのみを実行することになりますが，これ単独でも禁煙補助薬と同等の効果がありますし，何より副作用の心配はまったくありません。特に妊娠している方，これから妊娠する予定の方は，お腹の赤ちゃんのために一刻も早く禁煙しましょう。喫煙は，低体重や発達障害などのリスクを高めます。

　それでは，気持ちも新たにRe-Fresh！　あなたとあなたの大事な人の健康と幸せのために，Re-Freshプログラムを始めましょう。

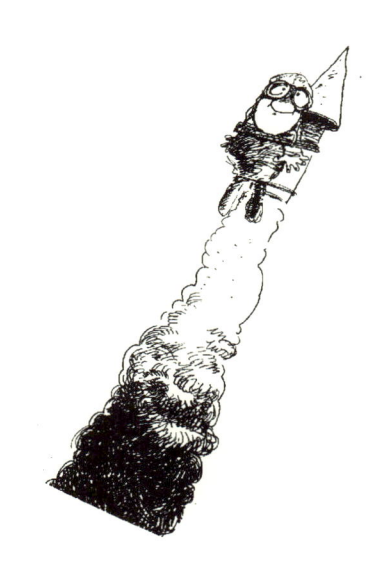

目　次

はじめに 3

ステップ1　喫煙行動を理解する──なぜ「やめたくてもやめられない」のか？ ……… 11
1. Re-Freshプログラムについて 11
2. これまでの禁煙体験と今回の目標 13
3. 禁煙に期待すること 14
4. 依存症への理解 15
5. 喫煙パターンのセルフ・モニタリング 18
   まとめ 19
   宿題 20
   資料
     ・タバコの害 23
     ・ニコチン依存度チェック 24
     ・パブロフの犬──条件づけ 26

ステップ2　自分の喫煙パターンを理解し対処する──喫煙の引き金とその対処 …… 27
1. 前回の復習（喫煙パターンのセルフ・モニタリング） 27
2. 喫煙行動の連鎖 28
3. 引き金 28
4. 引き金への対処 30
5. リラクセーション法 34
   まとめ 36
   宿題 37
   資料
     ・タバコをやめることの効果 39
     ・WHO（世界保健機関）タバコアトラス 40

ステップ3　ライフスタイルを変えていく──運動とストレス対処の実行 ………… 41
1. 喫煙とライフスタイル 41
2. 危険な場所と安全な場所 42

3．危険な活動と安全な活動 ………………………………………………………… *43*
　4．運動を始めよう ……………………………………………………………………… *45*
　5．ストレスへの対処 …………………………………………………………………… *46*
　📎 資料
　　　・5つの感謝 ……………………………………………………………………… *49*
　☞ まとめ ………………………………………………………………………………… *50*
　📋 宿題 …………………………………………………………………………………… *51*

ステップ4　禁煙開始日に備える──周囲のサポートと努力の可視化　*53*
　1．引き金への対処（振り返り）……………………………………………………… *53*
　2．離脱症状への対処 …………………………………………………………………… *54*
　3．禁煙へのサポート …………………………………………………………………… *55*
　4．禁煙開始日に向けて ………………………………………………………………… *57*
　5．禁煙の努力を可視化する …………………………………………………………… *60*
　☞ まとめ ………………………………………………………………………………… *62*

ステップ5　再喫煙を予防する──リラプス・プリベンションと思考ストップ法の活用　*63*
　1．禁煙開始にあたって ………………………………………………………………… *63*
　2．ライフスタイルの変化を維持する ………………………………………………… *64*
　3．リラプス・プリベンション ………………………………………………………… *65*
　📎 資料
　　　・よくある引き金と対処法 ……………………………………………………… *67*
　4．思考ストップ法 ……………………………………………………………………… *68*
　📎 資料
　　　・ゆがんだ思考と正しい事実 …………………………………………………… *72*
　☞ まとめ ………………………………………………………………………………… *73*
　📋 宿題 …………………………………………………………………………………… *74*

ステップ6　再喫煙の前ぶれに気づく──代替活動と新しい行動　*75*
　1．思考ストップ法がうまくいかなかったとき ……………………………………… *76*
　2．リラプスの予測と対処 ……………………………………………………………… *77*
　3．代替活動 ……………………………………………………………………………… *79*
　4．タバコに期待していたもの ………………………………………………………… *81*
　☞ まとめ ………………………………………………………………………………… *82*

| 宿題 | 83 |

ステップ7　リラプスの予測と対処——渇望サーフィンと禁断破断効果の理解　85
　1．リラプスの危険を知る　85
　2．渇望サーフィン　93
　3．もしも再喫煙してしまったら……　94
　　まとめ　96

ステップ8　全体を振り返ってのまとめ——リラプス・プリベンション・プランをつくる　97
　1．禁煙継続のためのモチベーション　97
　2．リラプス・プリベンション・プラン（RPプラン）　99

専門家のために—— Re-Freshプログラムの理論的背景と活用の手引き　103

さらに知識を深めたい方への参考図書　115

おわりに　117

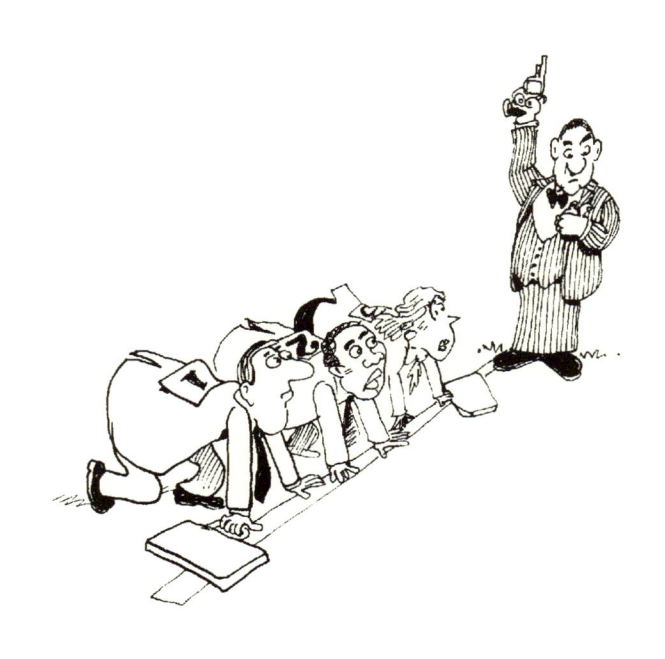

著者略歴　119

認知行動療法・禁煙ワークブック

Re-Freshプログラム

> **ステップ 1**

喫煙行動を理解する
なぜ「やめたくてもやめられない」のか？

> **ステップ 1 のゴール**
> ・Re-Fresh プログラムについて理解する
> ・依存症とその克服についての知識を深める
> ・自分の喫煙パターンをセルフ・モニタリングする

1. Re-Fresh プログラムについて

　これからあなたがどのようなプログラムを受けるのか理解していただけるよう，Re-Fresh プログラムについての簡単な説明から始めましょう。

　このプログラムは，**認知行動療法**という心理療法に基づいて組み立てられています。なかでも，ニコチン依存症を含む「物質依存症」に特化した治療モデルである「**リラプス・プリベンション**」というモデルに基づいて構成された本邦初の禁煙支援プログラムです。リラプス（relapse）というのは，再発という意味です。禁煙の場合で言えば，せっかく禁煙を始めたのに，再びタバコに手を伸ばしてしまった場合のことを言います。プリベンション（prevention）というのは，予防という意味です。つまり，このプログラムはその名もズバリ，「再喫煙予防」プログラムであるというわけです。リラプス・プリベンション・モデルを含む認知行動療法による禁煙治療は，現在最も効果があるものだということが，信頼できる科学的データによって明らかになっており，WHO（世界保健機関），米国公衆衛生局など，世界中の権威ある機関がこぞって推奨しています。

　かつて，アメリカの作家マーク・トゥエインは言いました。「禁煙なんて，これまでやったことのなかで一番簡単なことだ。私はもう 1,000 回以上も禁煙している」――その通りです。禁煙自体は，いつでも誰でも簡単にできます。問題は，いかに長く禁煙を継続するか，いかに効果的に再喫煙を予防するかということなのです。このプログラムは，禁煙を始めた人が，再喫煙に至る場合のプロセスを細かく分析し，それを回避するための具体的なテクニックや対処法を系統的にまとめたものです。

禁煙には強い意志が必要だという人はたくさんいます。もちろん意志の力も大切ですが，それだけでは禁煙達成は非常に困難です。ある研究によれば，自力で禁煙を始めた人が1年後にも禁煙できている割合は，わずか5％程度しかありません。これではつらいだけで，骨折り損というものです。Re-Freshプログラムを効果的に用いれば，ずっと楽に，しかもずっと効果的に禁煙ができます。

●認知行動療法について

　それでは，認知行動療法とはどのようなものなのでしょうか。これを一言で説明するのは困難ですが，あえて言えば，物事のとらえ方・考え方（認知）や物事への対処（行動）を変えることによって，問題となっている症状を変えようとする心理療法です。禁煙治療の場合で言えば，問題（喫煙）そのものよりも，それに関連する認知や行動を変えることによって，問題（喫煙）が起こらないようにしていきます。

　われわれが1本のタバコを吸うまでのプロセスを考えてみましょう。たとえば，仕事をしていて，ふと疲れを感じ，「ちょっと一服するか」と思い，席を立って喫煙所に行く。あるいは，レストランの喫煙席に座り，食後にコーヒーを飲み，タバコに火をつける。こうしたことを日常的に行なっているはずです。ふだん，われわれはこんなことをいちいち考えていないので，特別意識せずにこうした一連のプロセスが進んでいるのです。しかし，「喫煙」という行動だけが，真空のなかにぽっかり浮かんでいるということはもちろんなく，前後にさまざまな物事の「連鎖」があるのです。

　では，これらのプロセスを分解してみましょう（これを**行動分析**と呼びます）。先ほどの例では，まず疲労感（引き金）があります。この引き金によって，「ちょっと一服するか」という思考（認知）が引き起こされます。その際，喫煙によって気晴らしができるという期待（認知）もあるでしょう。そして喫煙所に行きます（行動）。あなたにとって，これらは自然なことかもしれませんが，非喫煙者の認知や行動は違います。非喫煙者の場合，疲労を感じれば（引き金），外に出て深呼吸しようとか，コーヒーを飲もうといった思考が生じ（認知），新鮮な空気を吸って伸びをすれば頭がすっきりするなという期待を抱き（認知），表に出たり，コーヒーを淹れに行ったりするのです（行動）。

　こうした連鎖を1つ1つたどり，認知や行動を変えることによって，その連鎖を断ち切ったり，別の方向へと流れを変えたりすることで，「喫煙」という最終行動が起きないように学習を積み重ねていきます。したがって，ここで大切なことは，自分の喫煙行動のセルフ・モニタリング（自己点検）から始まり，その後にさまざまな認知の修正や行動の学習を行なうことによって，喫煙行動を効果的にセルフ・コントロールできるようになることです。これがRe-Freshプログラムの目標なのです。

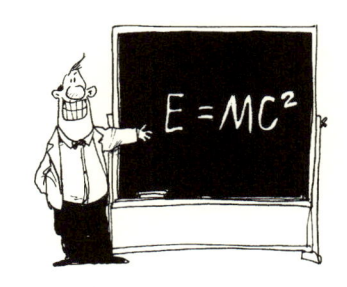

2. これまでの禁煙体験と今回の目標

　それでは最初に，あなたの過去の禁煙体験について思い出してください。過去に禁煙体験のない人は，今回の禁煙について，次の問いに答えてみてください。

　禁煙をしようとしたきっかけはどんなことですか？（過去に禁煙体験がある人の場合，過去と今回のきっかけはそれぞれどんなものでしょうか？）

_____

_____

　過去の禁煙はどれくらい続きましたか？（過去に禁煙経験がある人のみ）

_____

_____

　うまくいった点は？（過去に禁煙経験がある人のみ）

_____

_____

　うまくいかなかった点は？（過去に禁煙経験がある人のみ）

_____

_____

　今回の目標はどのようなものでしょうか？

_____

_____

3. 禁煙に期待すること

　禁煙に対して期待することは人それぞれです。禁煙に対して，自分が期待していることを明確にし，いつも心に刻んでおくことは，禁煙に対するモチベーションを維持するのに役立ちます。あなたは，禁煙に対して何を期待していますか？　言い換えれば，禁煙によるメリットとは何だと思っていますか？

　（例）息切れがなくなる，家族に安心してもらう，子どもを受動喫煙から守る，健康増進

_____

_____

_____

_____

逆に，禁煙への不安にはどのようなものがありますか？
（例）イライラしそう，失敗したらどうしよう，飲み会で断る自信がない

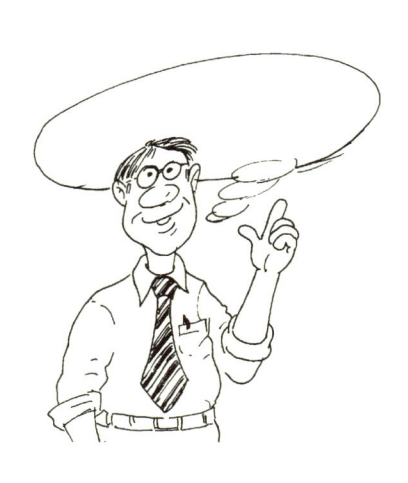

_____

_____

_____

_____

4. 依存症への理解

　それでは，現在，ニコチン依存症や喫煙習慣が心理学や医学ではどのように説明されているか，そしてそれを克服するにはどのような方法があるかを簡単に説明しましょう。

　まず，自分が「ニコチン依存症」なのかどうかをチェックしてみましょう。依存症とは簡単に言えば，「何かがやめたくてもやめられない」という状態を言い，ニコチン依存症の場合は，医学的には「タバコ使用障害」という診断名で，以下のように定義されています。以下の2つ以上のことが，同じ12カ月の期間内のどこかで起きていれば，「タバコ使用障害」と診断されます。

　また，ステップ1の最後にある「資料」（p.24）には，「ニコチン依存度チェック」を用意してありますので，それもあわせて実施してみてください。

---

1. タバコを意図していたよりも多く，またはより長い時間吸うことがしばしばある。
2. タバコをやめる，または制限しようとする持続的な欲求または努力の失敗がある。
3. タバコを得る，または吸うために必要な活動に費やす時間が多い。
4. 渇望，またはタバコを吸いたいという強い欲求や衝動がある。
5. 繰り返しタバコを吸うことによって，職場，学校，または家庭での自分の役割に伴う大きな義務を果たすことができない（例：仕事に支障がある）。
6. タバコの影響によって生じた，または悪化した持続的または反復的な社会的または対人的問題があるにもかかわらず（例：喫煙についての他者との言い争い），繰り返しタバコを吸い続けている。
7. 重要な社会的，職業的，娯楽的活動が，喫煙によって放棄，または減少させられている。
8. 物理的に危険な状況で繰り返しタバコを吸う（例：ベッドのなかでの喫煙）。
9. 身体的または精神的問題が，タバコによって持続的，または反復的に起こり，悪化しているらしいことを知っているにもかかわらず，タバコを吸い続ける。
10. 耐性――以下のいずれかによって定義されるもの。
    (a) 希望の効果を得るために，著しく増大した量のタバコが必要。
    (b) タバコの同じ量の持続使用により，著しく効果が減弱。
11. 離脱――以下のいずれかによって定義されるもの。
    (a) タバコに特徴的な離脱症候群がある。
    (b) 離脱症候群を軽減したり回避したりするために，タバコ（またはニコチンのような密接に関連した物質）を摂取する。

American Psychiatric Association（2000，2013）をもとに作成

●依存症の心理学

　それでは，なぜわれわれは依存症になってしまうのでしょうか。まず，学習心理学の理論で説明してみましょう。われわれの行動は，その直後に快感が得られたり，何か良い結果が伴ったりすると，その行動の頻度が増すという法則があります。これを「**強化の原理**」と呼びます。たとえば，タバコを吸った直後に，リラックスできたり，ストレスをまぎらわせることができたと感じたりすると，喫煙という行動が強化され，その頻度が増していくのです。

　また，喫煙をしていたとき，同時に周りに存在していたものが，喫煙の快感と結びつき，それらに接しただけで，タバコのことを思い出してまた吸いたくなるという状態になります。ちょうどパブロフの犬（「資料」（p.26）参照）が，餌がなくてもベルの音だけで喜んで唾液を流したように。たとえば，喫煙所の前を通ったとき，タバコを吸う友達の顔を見たとき，運転を始めたとき，居酒屋のテーブルに座ったときなど，無性にタバコが吸いたくなったりはしないでしょうか。こうした状況を「**条件づけ**」と言います。喫煙とペアになっている刺激（例：喫煙所，居酒屋）は，その人の喫煙行動にとって危険な「引き金」となり，やめようと思っていても，喫煙に向けて文字通り引き金を引いてしまうのです。

　このように考えると，喫煙という行動は，知らず知らずのうちに，「強化の原理」と「条件づけ」によってわれわれが身につけてきた習慣だと言えます。

　このとき，あなたの脳のなかではどのようなことが起こっているのでしょうか。神経生理学的な見方で理解してみましょう。われわれが何らかの快感を感じているとき，脳のなかの中脳辺縁系と呼ばれる部位で，ドーパミンという神経伝達物質が多量に分泌されています。ドーパミンにはわれわれに快感をもたらす作用があります。正確な言い方をすれば，ドーパミンが分泌されているから，われわれは快感を感じるのです。心拍や呼吸を亢進させたり，気持ちを高ぶらせたりする働きもあります。これはいわば脳内麻薬のような物質であり，この快感が忘れられず，いくら強い意志をもって「やめたい，やめよう」と思っても，それ以上に強く働きます。その結果，本人の意志とは関係なく「やめたくてもやめられない」という依存症が進行していくのです。

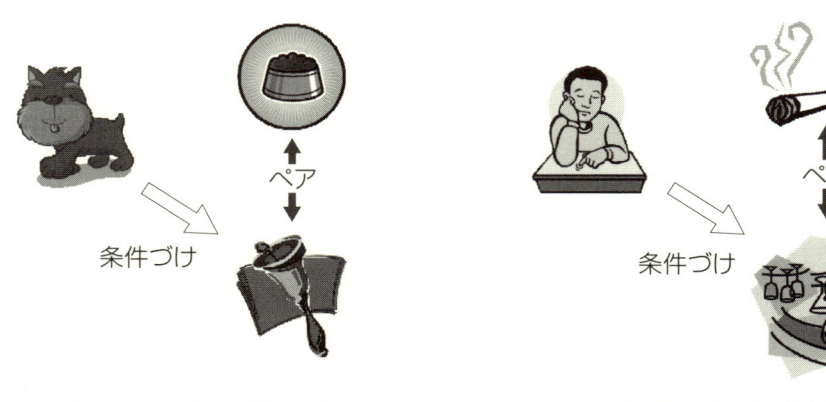

　　　パブロフの犬の「条件づけ」　　　　　　喫煙の「条件づけ」

●依存症の克服

　それでは，こうした状態から解放されるには，どのような方法が最も適しているでしょうか。今以上に強い意志をもって「タバコをやめたい」と誓うことでしょうか。そのような決意はもちろんとても重要ですが，それだけでは十分ではありません。なぜなら，意志は大脳皮質の前頭葉と呼ばれる部位に関連しているのに対し，依存症と関連しているのは，先にも述べた中脳辺縁系と呼ばれる別の部位だからです。この部位は「快楽中枢」とも呼ばれ，より本能に近い機能を司る部分であり，意志の力よりもずっとその力が強いとされています。この2つが争っても，勝ち負けははっきりしています。意志の力でタバコが克服できないのはそのためです。

　とはいえ，脳を取り換えることや中脳辺縁系を除去してしまうことは，もちろん不可能です。だとすれば，必要なことはタバコなしでやっていける方法を「学習」することです。つまり，これまでのタバコに関連する学習を消し去り，それらを封じこめるような**新しい行動を学習する**ことが重要です。たとえば，自分の喫煙の引き金となっているものを知り，それを除去することは1つの学習です。喫煙の代わりに別のリラックス法を身につけることも1つの学習です。これらはいずれも新しい行動を学習することにほかなりません。「タバコをやめたい」という決意は目に見えませんが，タバコをやめるための新しい行動は目に見えるものです。目に見える新しい行動を1つ1つ身につけていくことで，喫煙者としてのライフスタイルから非喫煙者としての新しいライフスタイルを作り上げていくことを目指しましょう。こうした**目に見える変化を着実に実行していくこと**，これこそがわれわれがこれから学んでいくことなのです。

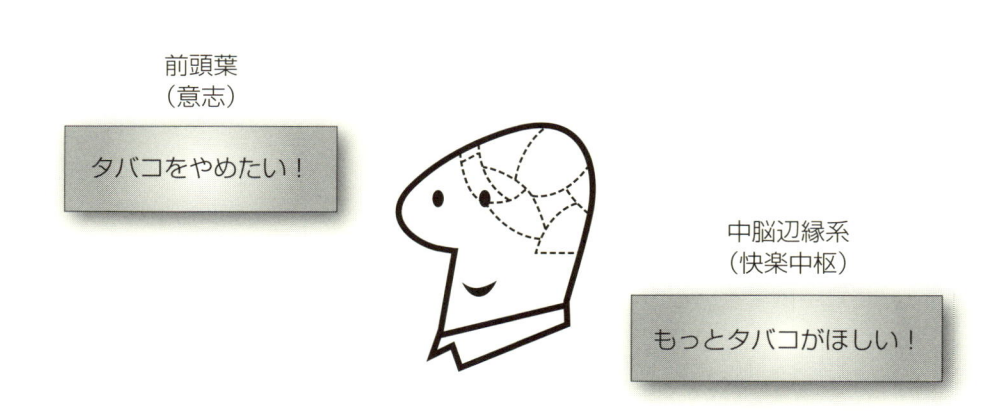

意志の力だけでは依存症は克服できない

5. 喫煙パターンのセルフ・モニタリング

　それでは手始めに，まず自分の喫煙パターンを見きわめることから始めましょう。誰しも，喫煙には自分では気づいていない特有のパターンがあるものです。明日からの3日間，喫煙の記録をつけて，そのパターンを認識することが重要な作業となります。

　このワークブックを**つねに携帯し**，明日から3日間タバコを吸った後，直ちにp.20から始まる「宿題」のワークシートに記入するようにしてください。記入の仕方は，以下の例にならってください。

　すでに禁煙を開始している人は，過去の自分の禁煙パターンをできるだけ思い出して，ワークシートを埋めてください。その際，ワークシートの上の「1日目」「2日目」という記載は無視してください。

（例）喫煙パターンのモニタリング
〈1日目：9月1日（金）〉

本数	時間	そのとき直前に何をしていましたか？	そのときの考えは？	感情は？
①	7:30	寝ていた。起きてすぐ吸った。	眠い，だるい，タバコが吸いたい。	倦怠感
②	10:00	仕事をしていた。ちょっと疲れてきた。	疲れたからとりあえずタバコでも吸うか。	疲労感
③	13:00	昼食。	何も考えず自然にタバコに手が伸びていた。	満腹感，リラックス
④	14:00	会社の廊下で中の良い同僚に会ったので，話しながら喫煙所に行った。	とりあえず自分も吸おう。	楽しい，高揚感

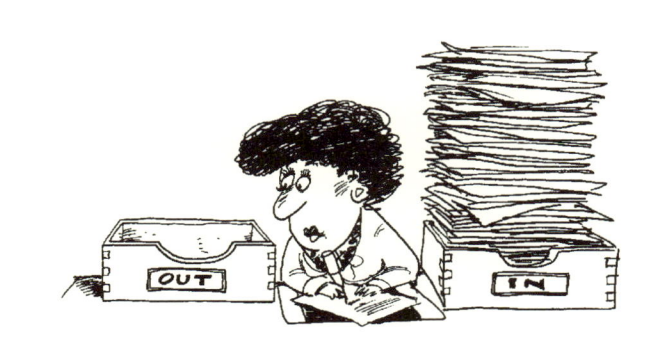

まとめ

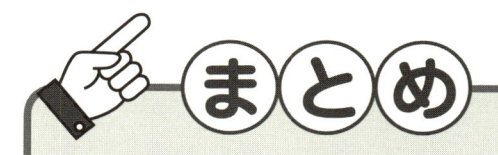

1. **禁煙において大事なことは，強い意志ではなく，具体的に行動を変えること。**

   禁煙を達成するために，何をどのように変えていくことが必要か具体的に考えてみましょう。また，禁煙の目的を明確にしておきましょう。

2. **喫煙行動やニコチン依存症は，強化の原理や条件づけで進行していく。**

   脳のなかで進行していく「依存症」はとても強力なものです。また，依存症には「条件づけ」という「学習」の側面もあります。特に，中脳辺縁系と呼ばれる部分が影響を受けて進行していきます。

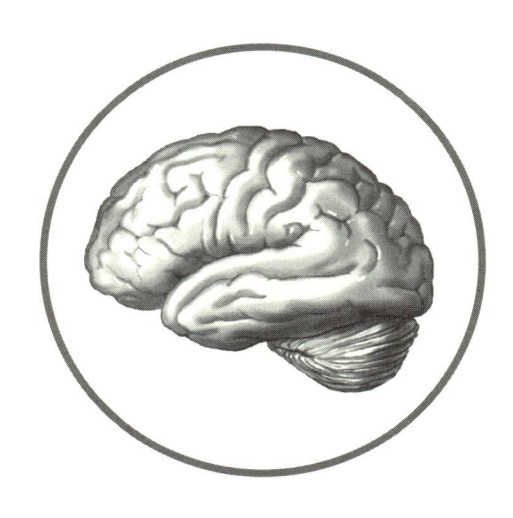

宿題

喫煙パターンのセルフ・モニタリング

〈1日目：　　月　　日（　　）〉

本数	時間	そのとき直前に何をしていましたか？	そのときの考えは？	感情は？
①	:			
②	:			
③	:			
④	:			
⑤	:			
⑥	:			
⑦	:			
⑧	:			
⑨	:			
⑩	:			
⑪	:			
⑫	:			
⑬	:			
⑭	:			
⑮	:			
⑯	:			
⑰	:			
⑱	:			
⑲	:			
⑳	:			

ステップ1

〈2日目：　月　日（　）〉

本数	時間	そのとき直前に何をしていましたか？	そのときの考えは？	感情は？
①	：			
②	：			
③	：			
④	：			
⑤	：			
⑥	：			
⑦	：			
⑧	：			
⑨	：			
⑩	：			
⑪	：			
⑫	：			
⑬	：			
⑭	：			
⑮	：			
⑯	：			
⑰	：			
⑱	：			
⑲	：			
⑳	：			

〈3日目：　　月　　日（　　）〉

本数	時間	そのとき直前に何をしていましたか？	そのときの考えは？	感情は？
①	:			
②	:			
③	:			
④	:			
⑤	:			
⑥	:			
⑦	:			
⑧	:			
⑨	:			
⑩	:			
⑪	:			
⑫	:			
⑬	:			
⑭	:			
⑮	:			
⑯	:			
⑰	:			
⑱	:			
⑲	:			
⑳	:			

資料 タバコの害

中・短期的な害

健康	社会・対人関係
息切れ 喘息 ED（勃起障害） 不妊 低体重児（妊婦の場合） がんのリスクの増加	お金がかかる 口臭 周囲の人々に嫌がられる 家族や友人に受動喫煙の害を与える 仕事上のハンディキャップになる場合がある

長期的な害

健康	社会・対人関係
心筋梗塞 脳卒中 COPD（慢性閉塞性肺疾患） がん（肺がん，咽頭がん，膀胱がん，子宮頸がん，口腔がん，食道がん，膵がん，大腸がんなど） しわ，脱毛	家族や友人の受動喫煙 家族や友人との不和 昇進の障害になる可能性

Abrams, D. B. et al.（2003）から改変して引用

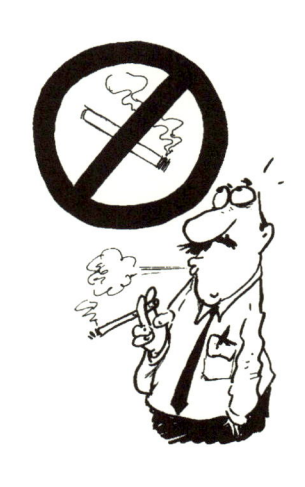

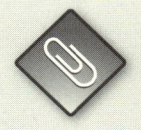

資料 ニコチン依存度チェック

あなたはどれくらいニコチンに依存しているでしょうか？ 自分は依存症などではないと思っても，実際にニコチン依存症の進行はとても早く，喫煙者の7割が喫煙開始して間もなくニコチン依存症になってしまうと言われています。代表的なニコチン依存症のチェックリストを掲載しましたので，あなたのニコチン依存度を自分で評価してみましょう。

ニコチン依存度スクリーニングテスト (Tobacco Dependence Qustionnaire)

	質問	はい (1点)	いいえ (0点)
1	自分が吸うつもりよりも，ずっと多くタバコを吸ってしまうことがありましたか。		
2	禁煙や本数を減らそうと試みて，できなかったことがありましたか。		
3	禁煙したり本数を減らそうとしたときに，タバコがほしくてほしくてたまらなくなることがありましたか。		
4	禁煙したり本数を減らしたときに，次のどれかがありましたか（イライラ，神経質，落ち着かない，集中しにくい，ゆううつ，頭痛，眠気，胃のむかつき，脈が遅い，手のふるえ，食欲または体重増加）。		
5	問4でうかがった症状を消すために，またタバコを吸い始めることがありましたか。		
6	重い病気にかかったときに，タバコはよくないとわかっているのに吸うことがありましたか。		
7	タバコのために自分に健康問題が起きているとわかっていても，吸うことがありましたか。		
8	タバコのために自分に精神的問題が起きているとわかっていても，吸うことがありましたか。		
9	自分はタバコに依存していると感じることがありましたか。		
10	タバコが吸えないような仕事やつきあいを避けることが何度かありましたか。		
	合　計		

Kawakami, N. et al.（1999）；川上（2009）から引用

5点以上であれば，ニコチン依存症である可能性が高くなります。

加濃式社会的ニコチン依存度質問票

1. タバコを吸うこと自体が病気である。
   そう思う（0），ややそう思う（1），あまりそう思わない（2），そう思わない（3）

2. 喫煙には文化がある。
   そう思う（0），ややそう思う（1），あまりそう思わない（2），そう思わない（3）

3. タバコは嗜好品である。
   そう思う（0），ややそう思う（1），あまりそう思わない（2），そう思わない（3）

4. 喫煙する生活様式も尊重されてよい。
   そう思う（0），ややそう思う（1），あまりそう思わない（2），そう思わない（3）

5. 喫煙によって人生が豊かになる人もいる。
   そう思う（0），ややそう思う（1），あまりそう思わない（2），そう思わない（3）

6. タバコには効用がある。
   そう思う（0），ややそう思う（1），あまりそう思わない（2），そう思わない（3）

7. タバコにはストレスを解消する作用がある。
   そう思う（0），ややそう思う（1），あまりそう思わない（2），そう思わない（3）

8. タバコは喫煙者の頭の働きを高める。
   そう思う（0），ややそう思う（1），あまりそう思わない（2），そう思わない（3）

9. 医者はタバコの害を騒ぎすぎる。
   そう思う（0），ややそう思う（1），あまりそう思わない（2），そう思わない（3）

10. 灰皿が置かれている場所は，喫煙できる場所である。
    そう思う（0），ややそう思う（1），あまりそう思わない（2），そう思わない（3）

（　）内の数字を合計して合計得点を計算してください。正常範囲は，0～9点です。10点を超えると，依存症の疑いがあります。

　　0～2点　依存度はとても低い
　　3～5点　中程度の依存度
　　6～7点　依存度は高い
　　8～10点　依存度はとても高い

私の得点　（　　　　）点
ニコチン依存度（　　　　　　　　　　　）

Yoshii, C., Kano, M. et al.（2006）；吉井（2006）から引用

資料 パブロフの犬——条件づけ

　「パブロフの犬」という心理学の有名な実験について聞いたことがありますか？　実は，この実験で見出されたことは，依存症と大きな関連があります。イワン・パブロフは，ロシア（帝政ロシアからソビエト連邦にかけて）の生理学者です。彼は，犬を用いて次のような一連の実験を行いました。

　普通，犬はエサを与えられると，唾液を分泌します。これは通常の生得的な反応です。パブロフの実験では，エサを与えるときに，同時にメトロノームの音を聞かせました。この手続きをしばらく繰り返した後，エサを与えずにメトロノームの音だけを聞かせてみました。すると，犬はエサを与えられていないのに，メトロノームの音だけで唾液を分泌するようになったのです。これは生得的な反応ではなく，「学習された反応」です。もともとは関係のなかった刺激（メトロノーム音）と唾液分泌という反応が，反復体験（学習）の後で結びつけられたのです。このように，元来無関係であった刺激と反応の間に学習によって結びつきが生じることを「条件づけ」と呼びます。この実験の場合，メトロノーム音と唾液分泌反応が条件づけられたのです。一度「条件づけ」が成立すると，条件づけられた刺激は，条件づけられた反応の合図・引き金となり，自然とその反応を引き起こす役割を果たすようになります。

　条件づけは犬にだけ生じるわけではなく，人間にも広く当てはまる現象です。これを喫煙行動という反応に置き換えて考えてみましょう。われわれは，通常ある一定のパターンで喫煙をしています。それが繰り返されることによって，意図せずに条件づけが生じているのです。つまり，喫煙行動と同時に存在していた刺激が，喫煙行動と結びつき，条件づけが知らず知らずのうちに成立しているというわけです。

　たとえば，いつも食後に喫煙をしているのなら，満腹感という「刺激」と，喫煙という「反応」が結びつき，満腹を覚えるとこれが引き金となり，何も考えなくてもタバコに手を伸ばすということになります。居酒屋で喫煙を繰り返していると，居酒屋に入った途端，あるいは居酒屋の前を通っただけで，タバコのことを思い出してしまうということもあるでしょう。疲れたとき，退屈なとき，ストレスを感じたとき，なども喫煙と結びつきやすい刺激です。

　条件づけというのは，記憶の一形態であり，脳のなかで刺激と反応のペアが深く結びついて，記憶として保存されています。意図的に記憶を消すということが困難であるように（たとえば，あなたは自分の名前や家の場所などを忘れろと言われても，忘れることができるでしょうか？），条件づけを脳のなかから消してしまえと言われても，とても難しいのです。禁煙がしばしば失敗するのはこのためです。いくらタバコをやめようと強く誓ったとしても，脳の深い場所に条件づけの記憶がいつまでも残っています。そのため，条件づけられた刺激が生じたら（満腹になったとき，居酒屋に行ったとき，退屈を感じたとき），本人の意志とは別のところで喫煙の引き金が引かれてしまうのです。Re-Freshプログラムの目標のひとつは，この強固な条件づけに対処するための，新たな学習を行なうことにあります。

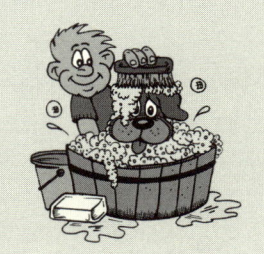

ステップ2

自分の喫煙パターンを理解し対処する
喫煙の引き金とその対処

ステップ2のゴール
・自分の喫煙パターンを理解する
・喫煙の引き金を把握する
・リラクセーション法を練習する

1．前回の復習（喫煙パターンのセルフ・モニタリング）

　ステップ1の宿題で行った「セルフ・モニタリング」のページを見返しながら，自分の喫煙パターンで気づいたことを書き出してみましょう。
　（例）朝起きたらまず一服している。食後は必ず喫煙する。

_____

_____

_____

上に書き出した喫煙パターンのなかで，変えられるところがあるとすればどこでしょうか？
（例）朝起きたらまず歯を磨いて，仕度をするようにする。

_____

_____

_____

2. 喫煙行動の連鎖

　さて，ステップ1を通じて，喫煙の前後にはいろいろな出来事や行動，思考，感情の連鎖があることがわかりました。次に，それをもう少し細かく分析してみましょう。そのためには，次のような段階に分けて考えることが役に立ちます。

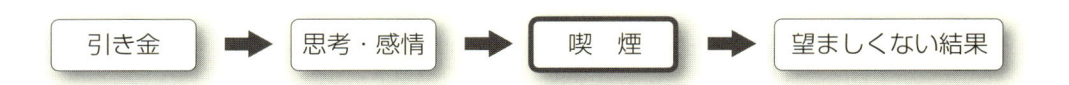

```
引き金 ➡ 思考・感情 ➡ 喫　煙 ➡ 望ましくない結果
```

　ステップ2で取り組むのは，**喫煙した前後にどのような出来事があったかをよく思い出すこと**です。あなたの喫煙行動は，生活のなかでぽっかりと真空の空間に浮かび上がっているわけではなく，必ずその前後の出来事と深く関連しています。この一連の流れを理解しておくことが，禁煙にあたってはとても重要です。

3. 引き金

　それでは，まず「引き金」について考えましょう。引き金とは，あなたが**特に意識していなくても**，あなたにタバコのことを思い出させ，喫煙をするように仕向けてくる強力な働きのあるものを指します。**これが禁煙の最大の障害だと言っても過言ではありません**。引き金はたいていの場合，たくさんのものがあり，その種類もさまざまです。そして，それに気づいていないことも多いのです。

　あなたの喫煙パターンのなかから，何があなたの引き金となっているのか，できるだけたくさん考えてみてください。たとえば，Aさんは，朝起きた直後，食後，仕事が一段落ついたとき，手持ちぶさたなとき，酒を飲むとき，タバコを吸っている人を見たとき，イライラしたとき，灰皿やライターを目にしたときなどに喫煙をすることが多いと，セルフ・モニタリングの結果認識しました。

　Aさんの場合，起床直後や食後（時間・状況），仕事が一段落したとき（時間・状況），暇なとき（時間・状況），飲酒時（時間・状況），喫煙者（人），イライラ（感情），灰皿（物），ライター（物）などが引き金だと言えるでしょう。

　あなたの喫煙の引き金は何でしょうか。以下のカテゴリーにしたがって，できるだけ多く思い出してみてください。ステップ1の宿題であった「喫煙パターンのセルフ・モニタリング」の表（pp.20-22）も参考にしてください。

—28—

ステップ2

人

場所

時間・状況

物

感情

その他

4. 引き金への対処

　さて，引き金がある程度特定されたら，次に重要なことは，**今後引き金にどのように対処していくか**ということです。こうすることで，**中脳にスイッチが入ることを上手に避ける**ことが目的です。一度スイッチが入ってしまうと，喫煙行動の連鎖（p.28）が自動的に始まってしまうので，これを回避するのです。また，スイッチが入ってからの対処より，スイッチが入らないようにする対処のほうがはるかに簡単です。ボヤを出してしまってからの対処より，火の用心のほうがはるかに簡単なのと同じことです。

　とはいえ，これには簡単にできるものもあれば，少々困難なものもあります。周囲の人からの協力が必要となる場合もあれば，うまく対処できるようになるまで練習しなければならないようなものもあります

　まず次のような方法で，引き金への対処を考えてみましょう。

1. 除去・回避できるものは，それに努める。
2. それができないものは，これまでとは別の方法で引き金に対処する。

　できるだけ多くの方法を考え，実行の難易度を1～5の5段階（1：とても簡単，2：簡単，3：普通，4：困難，5：とても困難）で評定してみてください。以下に例を挙げてあります。これをよく読み，自分自身の引き金への対処法を考えてみてください。このとき，特に次のことに留意してください。

1. 単に「～しない」ということを対処法にするのではなく，「～しない」代わりに「別のことをする」というように対処法を決めていきます。これを「死人のルール」と言います。つまり，死人にできるようなことを対処法とはしないということです。
 （例：休憩時間には喫煙所に行かない → 喫煙所に行く代わりにコーヒーを飲む）
2. 現実的な方法にする。あまり無理をして息切れしてしまうようでは，長続きしません。
3. 誰かの力を借りることや，何か新しいことにチャレンジしてみるのもよいかもしれません。

（例）引き金への対処法

引き金	対処法	難易度
朝のコーヒー	朝起きたらすぐに顔を洗う。うがいをする。	2
	コーヒーの代わりに，紅茶を飲む。	2
	音楽を聴きながら仕度をする。	3
昼食後	すぐにガムを噛むか，歯を磨く。	2
	i-pod で音楽を聴く。	2
	すぐにオフィスに移動する。	3

前回のステップ１では，禁煙とは，**具体的な行動を変えることによって達成するもの**だと説明しました。このように，引き金に対する新たな対処法を実行することは，具体的な行動を変えることの一例なのです。こうして「**セルフ・コントロール力**」を身につけていくことが，禁煙達成において大切なことです。

　これはがむしゃらに「意志の力」で禁煙をがんばるのとは違います。例えて言うなら，意志の力のみに頼ることは，素手で大きな岩を動かそうとするようなものです。息切れがして結局はほとんど動かすことができず，「自分はだめだ……」と敗北感や無力感だけが残ります。それに対し，上手に「セルフ・コントロール」することは，てこなどの道具を使って岩を動かそうとする様子に例えることができます。もちろん努力は必要ですが，工夫次第ではより少ない労力や苦しみで岩を動かすことができるのです。

　それでは，次のページの表を使って，自分の引き金に対する対処法を考えてみましょう。そして，今から実行可能なものは実行に移してみてください。

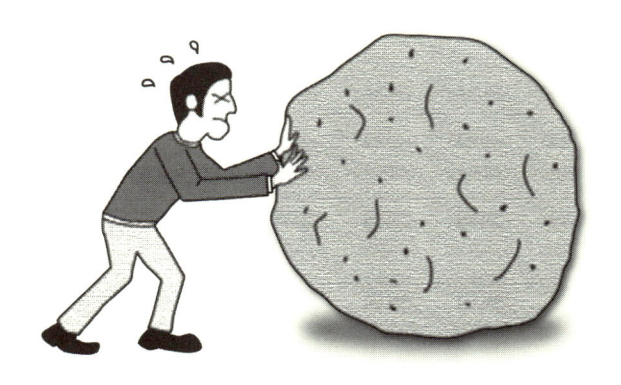

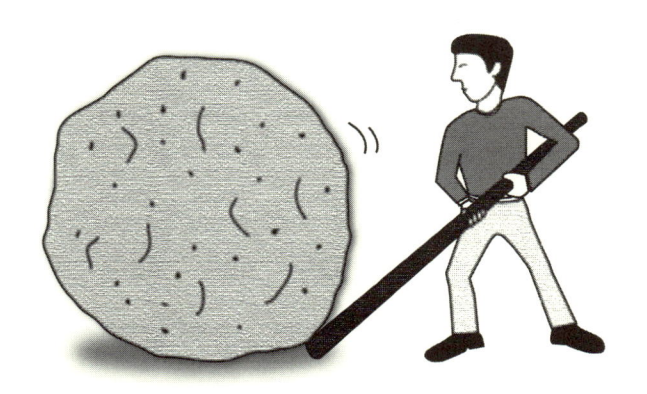

引き金への対処法

引き金	対処法		難易度
	1		
	2		
	3		
	1		
	2		
	3		
	1		
	2		
	3		
	1		
	2		
	3		
	1		
	2		
	3		
	1		
	2		
	3		
	1		
	2		
	3		

引き金への対処法

引き金	対処法		難易度
	1		
	2		
	3		
	1		
	2		
	3		
	1		
	2		
	3		
	1		
	2		
	3		
	1		
	2		
	3		
	1		
	2		
	3		
	1		
	2		
	3		

5. リラクセーション法

　一度引き金が引かれると，意識していなくても**自動的に**タバコが吸いたくなり，吸わないでいるとイライラしてきます。つまり，これは中脳のなかでスイッチが入ってしまった状態です。これは意志の弱さとは関係がありません。依存症とはそういうものなのです。

　先ほど考えたように，引き金を回避したり，引き金の後に何か喫煙とは別のことをしたりすることは効果的な「セルフ・コントロール」ですが，これに加えて，リラクセーション法を実行してみることもとても効果的です。

　イライラしたとき，気持ちがボーっとして集中できないときなど，タバコを吸うと気分が落ち着いてシャキッとした気持ちになれると思うかもしれません。タバコにはこのような「効果」があると思っていませんか？　しかしこれは大きな間違いです。イライラしたり，頭がさえない感じになったりするのは，**ニコチンの禁断症状**なのです。それをタバコによって一時的にまぎらわせているだけなのです。血中のニコチン量が低下すると，イライラしたり，集中力や意識レベルが低下したりします。喫煙によってニコチンが供給されれば，元のレベルに戻るだけの話です。つまり，マイナスがゼロになっただけで，決してプラスになっているわけではありません。禁煙を継続すれば，当然このような不快な状態はなくなり，何もしなくてもいつも喫煙を始める前のようにすっきりしたさわやかな意識状態でいられるようになります。

　ニコチンの禁断症状と喫煙の悪循環を断ち切るためにも，大きく息を吸ってリラックスすることで，脳をリフレッシュしましょう。新鮮な空気を脳にたくさん送り込むことと，ニコチンや一酸化炭素という毒素で汚れた空気を脳に送り込むこと，あなたはどちらを選びますか？

　それでは実際にリラクセーション法の練習をしてみましょう。

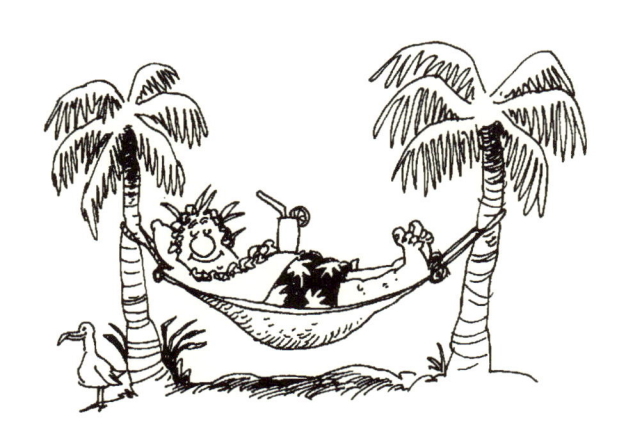

エクササイズ

1. 静かで落ち着ける場所に行く。
2. できればゆったりした締めつけのない服装に着替える。
3. 椅子にゆったり腰かけるか，横になる。
4. 静かに目を閉じる。
5. 口からゆっくり息を吐き，吐ききったところで，鼻からゆっくり息を吸う。
6. 両手・両足をぶらぶらさせ，体の緊張を解く。
7. 静かにかつぼんやりと自分の呼吸に焦点を合わせる。
8. 深呼吸を繰り返しながら，「気持ちが落ち着いている」と心のなかで繰り返す。
9. ほかの考えで気持ちがそらされても気にしないで，ゆっくりと「気持ちが落ち着いている」と心のなかで繰り返しながら深呼吸を続ける。
10. これを10分ほど続ける。
11. 終了するときは，目を閉じたままゆっくりと手足をぶらぶらさせ，目を開ける。
12. 1～2分はそのままの姿勢を保ち，すぐには立ち上がらない。

　ここでのポイントは，「静かにかつぼんやりと呼吸に焦点を合わせる」ということです。これは意識を集中させることとは違います。**リラックスを保ったまま，意識の片隅で呼吸を意識するというイメージです**。また，「うまくやろう，リラックスしよう」などという気持ちも禁物です。よけいなことを考えてしまったり，うまく緊張が取れなかったりしてもかまいません。ゆっくり呼吸を続けて，体の声に耳を澄ませてみてください。

　では，下にあなたの感想を書いてください。うまくリラックスできましたか？　どんな気持ちになりましたか？

_____

_____

_____

　リラクセーション法を定期的に実行することは，禁煙の継続に役立つだけでなく，心身の健康の増進に大きな効果があることが科学的に実証されています。リラックスのための時間を少しでも取るように心がけましょう。

まとめ

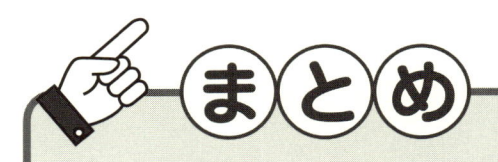

1. **喫煙行動の連鎖を知り，引き金となっているものをできるだけ多く見きわめることが大切である。**

   引き金には，人，物，場所，時間・状況，気分，感情など，多種多様なものがあります。

2. **毎日の生活で引き金をできるだけ回避できるように，生活習慣を見直すことが禁煙の第一歩となる。**

   喫煙はあなたのライフスタイルと深く結びついています。ライフスタイルを変えることが禁煙の第一歩となります。

3. **避けることのできない引き金の場合，喫煙しないですむような対処法を工夫する。**

   決して無理をせず，時には周囲の力を借りることも考えてみましょう。

4. **リラクセーション法の実行は，イライラやストレスなどの喫煙の引き金に対処する良い方法である。**

   イライラやストレスはニコチンの禁断症状にすぎません。タバコでまぎらわせる代わりに，毎日時間を決めてリラクセーション法を実行しましょう。

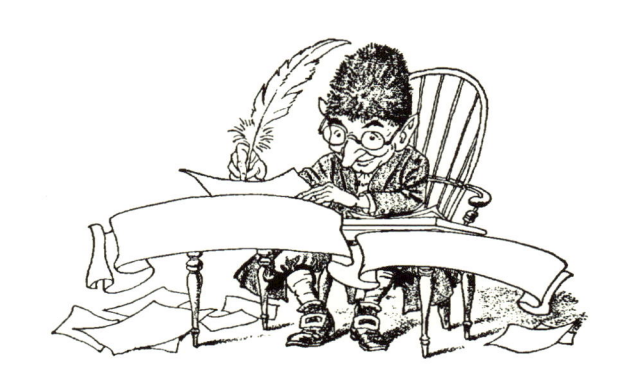

ステップ2

宿題 明日から1週間生活をするなかで、喫煙の引き金が引かれることがあれば、その瞬間にどのような状況であったかを即時記録してみてください。そのときに、タバコを吸いたい欲求がどれだけ大きかったかもあわせて記録することで、引き金の強さを評定してみましょう。

今日気づかなかった引き金が見つかれば、それへの対処法を考え、「引き金への対処法」の表（pp.32-33）に書き加えてください。

月 日（曜日）時間	状 況	引き金の強さ （1が最小、5が最大）
／ （ ） ：		
／ （ ） ：		
／ （ ） ：		
／ （ ） ：		
／ （ ） ：		
／ （ ） ：		
／ （ ） ：		
／ （ ） ：		
／ （ ） ：		
／ （ ） ：		
／ （ ） ：		
／ （ ） ：		
／ （ ） ：		
／ （ ） ：		

宿題　　毎日，リラクセーション法を実行し，その記録と実行後の気分の変化を下に記録してみましょう。

① 　　月　　　日　　　時

気分 _____
　　 _____

② 　　月　　　日　　　時

気分 _____
　　 _____

③ 　　月　　　日　　　時

気分 _____
　　 _____

④ 　　月　　　日　　　時

気分 _____
　　 _____

⑤ 　　月　　　日　　　時

気分 _____
　　 _____

⑥ 　　月　　　日　　　時

気分 _____
　　 _____

⑦ 　　月　　　日　　　時

気分 _____
　　 _____

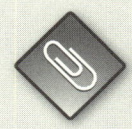

資料 タバコをやめることの効果

20分後	血圧が正常に戻る。 心拍が正常に戻る。 手足の体温が正常に戻る（上昇する）。
8時間後	血中の一酸化炭素濃度が正常に戻る（低下する）。 血中の酸素濃度が正常に戻る（上昇する）。
24時間後	心臓発作の危険性が低下する。
48時間後	神経末端が成長を再開する。 臭覚・味覚が改善される。
2週間〜 3カ月後	血液の循環が改善される。 息切れが楽になる。 肺の機能が30％改善される。
1〜9カ月後	咳，鼻づまり，疲労が改善される。 肺の繊毛が発育を再開し，痰が出やすくなり肺がきれいになる。 肺の感染症リスクが低下する。 エネルギー・レベルが増大し，活力が増す。
1年後	冠状動脈疾患のリスクが喫煙者の半分にまで低下する。
5年後	15年後にかけて，脳卒中のリスクが非喫煙者のレベルにまで低下する。 口腔，咽頭，食道がんのリスクが喫煙者の半分になる。
10年後	すい臓の細胞が更新される。 口腔，咽頭，食道，膀胱，腎臓，すい臓がんのリスクが低下する。
15年後	虚血性心疾患（狭心症，心筋梗塞）のリスクが非喫煙者のレベルにまで低下する。

Abrams, D. B. et al.（2003）から引用

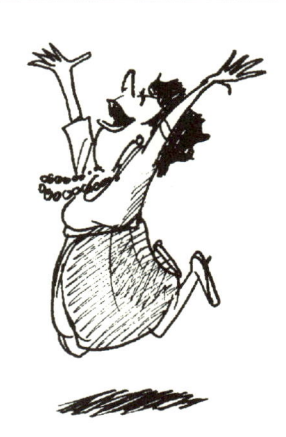

資料 WHO（世界保健機関）タバコアトラス

タバコに関する事実
・日常的に喫煙している者の半数が，タバコが原因で死亡する。
・そのうちの半数は，35〜69歳の間に死亡する。
・タバコを1本吸うことで，寿命が7分縮まる計算になる。
・20世紀には，世界中で1億人がタバコによって死亡した。途上国を中心に喫煙率が増加しているため，このままでは21世紀には，10億人がタバコによって死亡すると見積もられている。
・肺がんの90%は，タバコが原因である（受動喫煙を含む）。
・受動喫煙によってタバコの煙にさらされている人は，心疾患，肺がんのリスクが20〜30%増大する。
・受動喫煙には，安全なレベルというものがない。たとえわずかなタバコの煙でも，健康には有害である。

主要8カ国（G8）の喫煙率

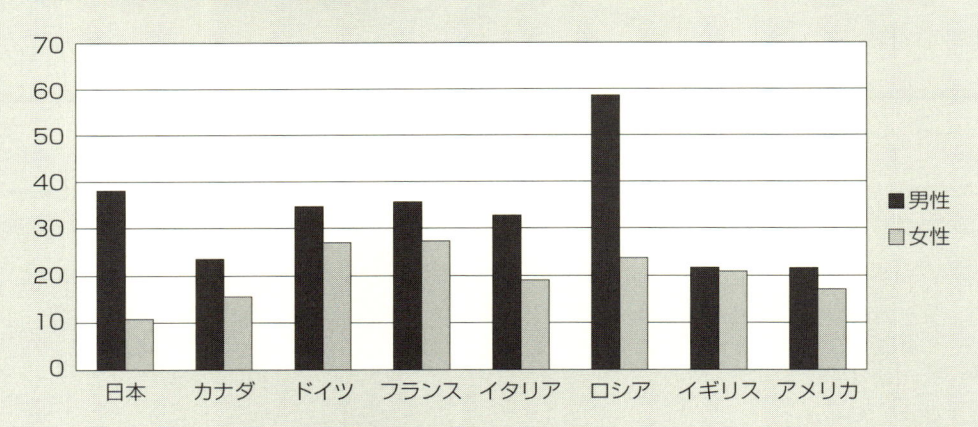

日本男性の喫煙率は，世界主要8カ国のなかで，ロシアを除いて最も高いことがわかります。一方，女性の喫煙率は，逆にG8のなかで最も低いという現状です。ただし，若い世代の女性の喫煙率は年々増加傾向にあります。

WHO（2012）から抜粋・引用
whqlibdoc.who.int/publications/2002/924/562099.pdf

ステップ3

ライフスタイルを変えていく
運動とストレス対処の実行

ステップ3のゴール
・自分のライフスタイルを見直す
・運動を始める
・ストレスへの対処法を学ぶ

1．喫煙とライフスタイル

　タバコをやめるためには，日々のちょっとした行動や習慣を見直す，あるいは**これまでのライフスタイルを変える**ということもまた必要になってきます。つまり，禁煙とは「ただタバコを吸わなければよい」という単純なものではないのです。なぜなら，喫煙という行動そのものが，あなたの日々の習慣やライフスタイルの一部に埋め込まれているからです。あるいは，習慣やライフスタイルのそこかしこに，喫煙の引き金が潜んでいるからです。

　たとえば，朝起きてすぐに何気なく一服している，駅までの道のりはいつもタバコを吸っている，仕事が一段落すると必ずタバコを吸う，食後には自然とタバコに手が伸びている，テレビを見ているときは必ずタバコを吸っている……。こうしたことはすべて習慣として無意識のうちにあなたのライフスタイルの一部となっているのではないでしょうか。

　禁煙を継続するためには，自分の習慣やライフスタイルをチェックし，喫煙と結びついている部分を変えていく必要があります。

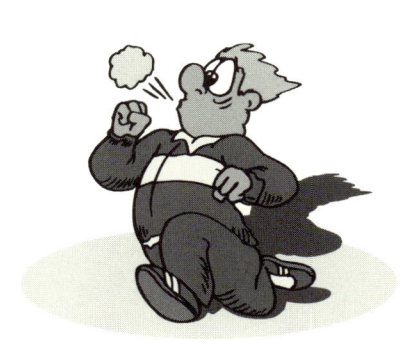

2. 危険な場所と安全な場所

　ではまず，喫煙と場所の関係からチェックしていきましょう。いつも決まってタバコを吸っている場所はどこでしょうか。これはすでにステップ2「3. 引き金」(pp.28-29)のところでチェックしました。それに加えて，ステップ3ではいつもタバコを吸わないでいる場所，すなわち「安全な場所」を探してみてください。

　あなたのライフスタイルを変えるためにまず行うべきことは，**引き金となる場所を避け，安全な場所で，できるだけ多くの時間を費やすことです**。あるいは，危険な場所を安全な場所に変えることもできるはずです。

　たとえば，いつも自分の部屋でタバコを吸っていたなら，部屋の模様替えをする，座る場所を変えるということも1つの方法です。

危険な場所はどこですか？
（例）会社の喫煙所，自宅のベランダ，駅までの道，居酒屋，車のなか

_____

_____

_____

安全な場所はどこですか？
（例）会社の執務室，自宅の居間，電車のなか，スポーツジム

_____

_____

_____

今後，回避できる危険な場所はどこですか？

_____

_____

_____

回避できない危険な場所を，安全な場所に変えるための対策はありますか？

場　所	対　策
（例）車のなか	運転中はいつもガムかミントを嚙む。音楽に合わせて歌う。
駅前の喫煙所	前を通るときは，音楽に集中する。走って通り過ぎる。

3. 危険な活動と安全な活動

　次に，喫煙と関連している活動とそうでない活動を区別してみましょう。ある特定の活動をするときに，いつもタバコを吸っているということはないでしょうか？　それもまたあなたの習慣，ライフスタイルの一部になっているのです。

　したがって，その危険な活動を避け，その代わりに安全な活動の時間を増やす，あるいは危険な活動を危険でないようにすることが，ライフスタイルの変化につながります。

あなたにとって危険な活動，つまり，タバコと結びついている活動にはどんなものがありますか？
（例）飲み会，テレビ視聴，仕事の休憩，食事，退屈な時間

_____

_____

_____

そのうち，今後回避できそうな危険な活動はどれですか？

_____

_____

_____

回避できない危険な活動を，安全な行動に変えるための対策はありますか？

活　動	対　策
（例）食事	禁煙席に座る。タバコを吸わない人と食事をする。食後すぐに歯を磨く。
飲み会	禁煙に自信がもてるまでできるだけ避けるが，避けられないときは非喫煙者の隣に座る。30分ごとに家族に電話やメールをする。

　危険な活動の代わりになる安全な活動（タバコを吸わないで行う活動）にはどのようなものがありますか？　これまでやったことのない新しい活動も含めて考えてみてください。
　（例）家族との食事，子供と遊ぶ，ジョギング，サイクリング，水泳，座禅，犬の散歩

_____

_____

_____

_____

_____

4. 運動を始めよう

　運動をすることには，たくさんの利点があります。これまで運動習慣のなかった人が運動を始めること，これもライフスタイルの変化です。禁煙に運動を取り入れることには，以下のような多くの利点があります。

1. 運動は安全な活動の代表です。ジョギングやウォーキングをしながらタバコを吸う人はいません。
2. タバコをやめると体重が増えることを心配する人がいます。その可能性はたしかにありますが，運動をすることで体重の増加を防ぐことができます。
3. 運動をすることは，ストレスや気分の落ち込みなど，不快な感情への対処として最適です。これまでタバコでストレスをまぎらわせていたのなら，これからは少し体を動かすことで，ストレスに対処してみましょう。
4. 運動の習慣は，言うまでもなく健康維持全般にとって非常に大切です。少しずつ無理のない範囲で運動を習慣にしていきましょう。たとえば軽いウォーキングでも十分です。理想は，少なくとも週3回，30分以上の有酸素運動です。

さて，あなたは今後，どのような運動をいつ・どれくらい実行しますか？

どのような運動（運動の種類）

_____

_____

_____

いつ・どれくらい（頻度・時間）

_____

_____

_____

5. ストレスへの対処

　ストレスを喫煙の引き金として挙げる人はたくさんいます。仕事や家事が忙しくてイライラしたとき，大事なプレゼン前で不安なとき，飲み会の場面で会話がはずまなくて手持ちぶさたなとき，渋滞にはまってしまったとき，こういうちょっとしたストレスがあなたを喫煙へと向かわせてこなかったでしょうか？

　これまでは，このような状況になったら，タバコを吸うことで一時的に気持ちをまぎらわせていたかもしれません。しかし，これからはタバコ以外の方法で対処できるように，あなたの習慣を変えることが必要です。ストレスそのものをなくすことはできませんが，**タバコなしでストレスに上手に対処していくことは可能です**。非喫煙者はいつもそうやっているのですから。

　あなたがタバコを吸いたくなるストレス場面にはどのようなものがありますか？　これからは，それらにどのように対処しますか？

ストレス場面	新しい対処法
（例）仕事が立て込んできたとき	ミントを食べる，冷たい水を飲む，コーヒーを飲む，2～3回深呼吸する
夫婦ゲンカをしたとき	しばらく別の部屋に行く，風呂に入る，寝る

ストレスをなくすことはできないにしても，それを最小限に抑えるためのちょっとしたテクニックはいくらでもあります。以下はその一例です。もうすでに実行しているものもあるでしょうが，まだ実行したことがないものがあれば，実行可能な範囲で試してみてください。

1. 先のことや，過去のことに必要以上にとらわれないようにする。「今，ここで」何ができるか，ということに焦点を当てる。今やるべきこと，今できることに集中すると，気持ちはだいぶ変わります。
2. 「他人にどう思われるだろうか」と考えることをいったん保留する。他人の考えはしょせんわからないし，誰からも好かれる，よく思われるなどという人は一人もいません。イエス・キリストにさえ敵はいたのです。
3. 大きな目標は，実現可能な小さな目標に分けて，1つ1つ実行するようにする。千里の道も一歩から，大きな目標に圧倒されないようにしましょう。1つ1つの小さな努力が大きな結果につながるのです。
4. 物事の負の側面ばかりを見ずに，別の見方を工夫してみる。あるいは，その状況のポジティブな面を考えてみる。たとえば「失敗は学びのチャンス」，「忙しいほど仕事があるのはありがたい」など。
5. 不安やイライラなどの不快な感情を抑え込もうとするのではなく，それらを感じたときに，そのような感情をあるがままに受け入れてみる。一切の判断やはからいをやめ，「不安を感じている自分」「イライラしている自分」を，少し距離を置いて眺めてみる。このとき同時に，落ち着ける場所で目を閉じ，ゆったりと深呼吸を繰り返してみるとより効果的です。
6. 一日の終わりに，その日あった感謝すべきことに焦点を当てて振り返ってみる。そのために，毎日「5つの感謝」を手帳に書き出してみる。このちょっとした作業で，毎日の心の健康度がみるみる変わります。「5つの感謝」については，「資料　5つの感謝」（p.49）でくわしく説明します。
7. ストレスのサインに早めに気づき，早めの対策を取るように心がける。

よくあるストレスのサインには，以下のようなものがあります。あなたに当てはまるものにチェックをしてみてください。

- ☐ 肩こり・腰痛
- ☐ 下痢，便秘
- ☐ イライラ
- ☐ 頭痛
- ☐ 疲労感
- ☐ 気分の落ち込み
- ☐ 食欲不振
- ☐ 意欲減退
- ☐ 不眠
- ☐ 集中困難

前のページのようなストレスのサインに気づいたら、どのような対策を取りますか？

- ☐ 早めに寝る
- ☐ 子供と遊ぶ
- ☐ 音楽を聴く
- ☐ リラクセーション法
- ☐ 運動をする
- ☐ その他 _____
- ☐ おいしいものを食べる
- ☐ 休みを取る
- ☐ ぬるめの風呂にゆっくりつかる
- ☐ カラオケに行く
- ☐ 趣味に没頭する

前のページに挙げた7つのヒントのうち、実際に実行できそうなものはどれですか？ また、あなたならどのように実践しますか？

_____
_____
_____
_____

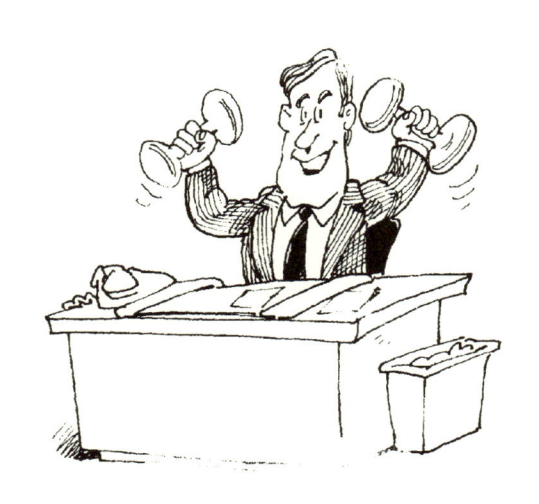

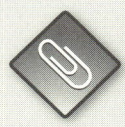

資料 5つの感謝

　気持ちが落ち込みやすかったり，イライラしやすかったりする傾向にある人は，失敗したことや思い通りにならなかったことなど，ネガティブなことばかりに意識が向いてしまう傾向があるのかもしれません。これを「認知の癖」と呼びます。ネガティブな認知の癖をもっている人は，どうしてもネガティブなことばかりに気持ちが行ってしまい，その結果として人より落ち込みやすかったり，イライラしやすかったりしてしまうのです。しかも，身体の癖がそうであるように，認知の癖にも自分ではなかなか気づくことができません。

　しかし，われわれの日常には，些細なことかもしれませんが，ついつい見過ごしているポジティブな出来事がたくさんあります。そのなかでも，感謝すべき出来事は特に見落としてしましやすいのです。たとえば，電車が数分でも遅れたらイライラするのに，電車が時間通りに来たら，それを当たり前のことだと思っていませんか。電車が時間通り運行するためには，どれだけの人々が陰でその安全運行を支えてくれているのでしょうか。あるいは，電車が10分遅れたとしても，10分の遅れですんだのは，1分1秒でも早く定時通りの運行に戻そうとして多くの人が努力をしてくれたおかげなのかもしれません。

　感謝すべきことに意識的に注意を向ける習慣を身につけることによって，われわれのネガティブな認知の癖を，よりポジティブな認知の癖へと修正することができます。そして，これは精神衛生にも身体的健康にも，大きなプラスの効果があることが研究によって実証されています。毎日寝る前に1日を振り返って，その日あった5つの感謝すべきことを手帳に書き出してみましょう。それは，必ずしも大きな感謝でなくてもかまいません。たとえば，「今日も元気に朝を迎えられたことに感謝」「すばらしい両親に感謝」「ローリング・ストーンズに感謝」「気持ちのいい青空に感謝」など。

　やってみると案外難しいことに気づくはずです。しかし，認知の癖が修正されてくるにつれて，だんだん簡単にできるようになります。書き出すときは，その出来事や感情をできるだけ鮮明に思い出して，ポジティブな感情を再体験するようにしてみてください。

参考：Emmons R. A. & McCullough, M. E. (2004)

「5つの感謝」を毎日実践してみましょう。
この簡単な習慣が，われわれの心の健康を増進してくれることは，科学的な研究で実証されています。

まとめ

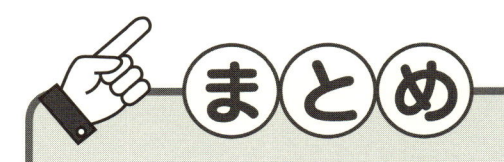

1. **習慣やライフスタイルを変えることが，禁煙の継続には大切である。**

    毎日の何気ない習慣やライフスタイルが喫煙行動と結びついているため，具体的にそれらを変えていくことが大切です。

2. **適度な運動をこころがける。**

    体を動かすことを新たな習慣にしましょう。それは心身の健康のためにも，また禁煙による体重増加を防ぐうえでも大切です。

3. **ストレスへの対処法を意識的に変えることは，ストレスという引き金を無効にする良い方法である。**

    リラクセーション法，深呼吸，ミントやガムを噛む，趣味の活動に没頭する，ゆっくりと入浴する，考え方を変える，など自分にとって有効な方法を意識的に行ってみましょう。また，毎日少しだけでもリラックスのための時間を確保するようにしましょう。

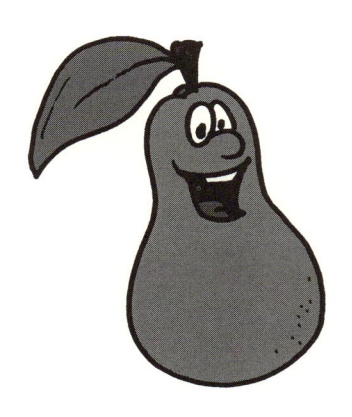

宿題

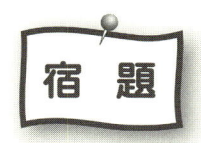

ステップ３で考えた以外にも，ライフスタイルを変えるために実行しなければならないことはたくさんあります。特に難しい問題は，タバコを吸う友人との付き合い方です。タバコをやめた後，どのように付き合っていくか考えてみましょう。

タバコをやめたと言うと，その友人は何と言うでしょうか？

友人の言葉を聞いて，あなたはどのような気持ちになるでしょうか？

そのような気持ちになったとき，どう対処しますか？

目の前で友人や同僚がタバコを吸い始めたとき，あなたはどうしますか？

喫煙者との付き合い方の例を，以下に示してあります。あなたが実行しようと思うものにチェックをしてみてください。

- ☐ 禁煙することを宣言する
- ☐ タバコを誘わないように頼む
- ☐ しばらく飲み会などを避ける
- ☐ 禁煙を監視してもらう
- ☐ 目の前で喫煙しないように頼む
- ☐ その他 _____

- ☐ 禁煙が続いているか，時折聞いてもらう
- ☐ 真剣な禁煙なので，茶化さないようにと言う
- ☐ 一緒に禁煙しようと誘う
- ☐ しばらく付き合いを避ける

宿題

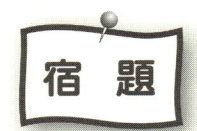

健康上の問題がある人以外は，今日から運動を始めてみましょう。前に述べたように，タバコをやめるということは，「具体的な行動」「ライフスタイル」を変えることです。運動習慣のなかった人が運動を開始すること，これは行動やライフスタイルを変えることにほかなりません。頭で思っていることと，行動をすることとはまったく違います。「タバコをやめよう」という考えを，新たな行動の開始へと移し変えることが大切なのです。

毎日でなくてもかまいませんので，今日からの1週間，運動を続けてみて，その記録をつけてみましょう。

日付・時間	運動内容	直後の気持ち

> 理想的な運動量は，1日30分，週3〜5回の有酸素運動です。運動は，禁煙はもちろん，生活習慣病の予防，うつやストレスの解消にも効果があることが科学的に実証されています。

ステップ4

禁煙開始日に備える
周囲のサポートと努力の可視化

ステップ4のゴール
- タバコの離脱症状に対処する
- 禁煙を実行するための「サポート」を考える
- 禁煙開始日に備える
- 禁煙の努力を可視化する

1．引き金への対処（振り返り）

　ステップ2で、「引き金」とその対処法について考えました。**禁煙治療で最も重要な点は、引き金に対してどのように効果的に対処するかということなのです。**

　それでは、現在の自分の引き金への対処法を振り返ってみて、どれだけうまくできているか、対処が難しい引き金は何か、ということについて考えてみてください。

うまくできていること
_____
_____
_____

対処が難しい引き金
_____
_____
_____

難しい引き金に対処するさらなる工夫
（自分では良い方法が思い浮かばなければ，誰かの知恵を借りてみましょう）

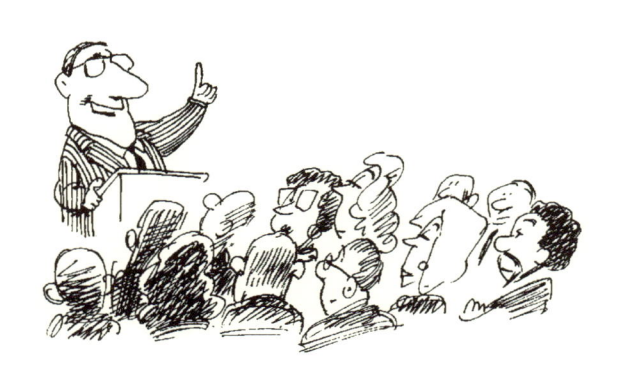

_____

_____

_____

2. 離脱症状への対処

　禁煙を開始した後，ニコチン離脱症状（禁断症状）を経験する場合があります。主な離脱症状には，イライラ，集中困難，不眠などがあります。いずれも不快な症状ですが，これらの症状は，ニコチンが体から抜けていくにつれ，必ず弱まっていくものです。
　したがって，この離脱症状に負けて再喫煙してしまうと，振り出しに戻ってしまい，せっかくの努力が無駄になってしまいます。大事なことは，**喫煙以外の方法で離脱症状に対処すること**です。

あなたは何か離脱症状を体験したことがありますか？（禁煙経験者のみ）

_____

_____

_____

効果的な対処法としては，以下のようなものがあります。自分にとって，効果がありそうなものにチェックしてみましょう。

- ☐ 運動をする
- ☐ リラクセーション法を実行する
- ☐ 入浴する
- ☐ 友人と電話で話をする
- ☐ ゲームや音楽などに没頭する
- ☐ 趣味に没頭する
- ☐ ガムや飴を口に入れる
- ☐ コーヒーを飲む
- ☐ 冷たい水を飲む
- ☐ 早めに寝る

ほかに何かできそうな対処法はありますか？

_____
_____
_____
_____

3. 禁煙へのサポート

あなたは，禁煙とは自分一人でがむしゃらに頑張る苦行のようなものだとは思っていませんか？　そのような孤独な戦いは，決して成功しません。禁煙に成功した人は，周囲の力を上手に借り，効果的な「ソーシャル・サポート」を活用できた人です。

いろいろな方法で周囲の力を借りることは，禁煙の成功にとって，とても大事なことなのです。効果的なサポートには以下のようなものがあります。あなたが活用できそうなものにチェックをしてみてください。

- ☐ 禁煙すると周囲に宣言する
- ☐ 禁煙できているか，折にふれ家族・友人に聞いてもらう
- ☐ 喫煙者に，自分の前でタバコを吸うのをやめるように頼む
- ☐ 禁煙に失敗したら，あらかじめ取り決めた罰ゲームをするようにする
- ☐ 再喫煙しそうになったときに，友人に電話をして話を聞いてもらう
- ☐ 自分の頑張りをほめてもらう
- ☐ 一緒に禁煙をしてもらう

ほかにどのようなサポートがあれば，あなたは心強く感じるでしょうか？

_____

_____

_____

　上に書いた内容を，できれば家族や友人に話して，実際にそのサポートが受けられるようにしてください。
　このほかにも，インターネットのサイト，スマートフォンのアプリ，電話相談などを活用して禁煙のサポートや禁煙に役立つ情報を受けることもできます。以下はその一例です。

● **厚生労働省の最新たばこ情報**　http://www.health-net.or.jp/tobacco/front.html
　タバコに関する最新情報や統計情報など，さまざまな情報を入手できます。

● **禁煙マラソン**　http://kinen-marathon.jp/
　専門家によるメールでの支援などを受けながら，多くの人々と一緒に禁煙ができます。

● **ファイザー製薬「すぐ禁煙.jp」**　http://sugu-kinen.jp/
　禁煙関連情報，禁煙外来検索，禁煙サポートツールの入手など，幅広い情報が得られる禁煙のためのポータルサイトです。

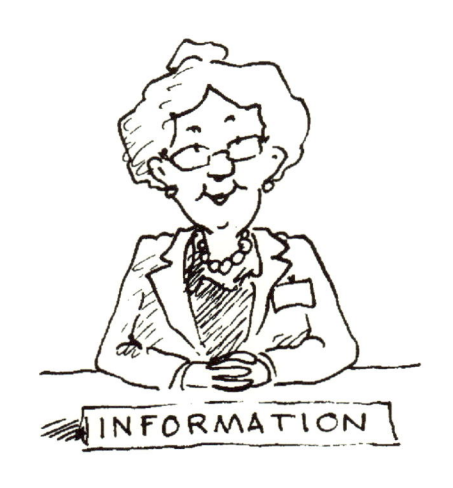

4. 禁煙開始日に向けて

　さて，いよいよ禁煙開始日が近づいてきました。禁煙開始は，1週間後の朝です。つまり，来週の今日は，「朝起きたら無意識に1本」ということが絶対にないようにしてください。

　今週1週間のうちに，禁煙開始に向けて準備することがいくつかあります。それを順番に考えていきましょう。

　まず，なぜ自分はタバコをやめたいのか，その理由を改めて心に刻みましょう。

あなたがタバコをやめたいと思った理由は何ですか？

_____
_____
_____
_____

あなたは禁煙に何を期待しますか？

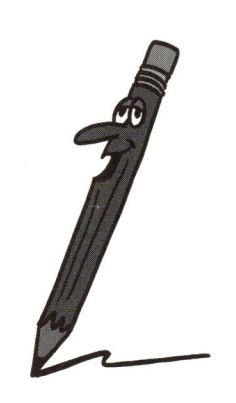

_____
_____
_____
_____

次に，今週中に喫煙の道具を捨ててしまいましょう。いつ何を捨てるか，次の表に書き出してみましょう。引き出しのなかや，カバンの隅，車のなか，服やズボンのポケットのなかなど，捨て忘れがないように注意しましょう。

捨てるもの	い つ	場 所	完了（日付）
タバコ			
ライター			
灰皿			
TASPO （登録解除も）			
そのほか （　　　　）			

禁煙開始日の前日，「明日から自分は禁煙をする」ということを誰かに宣言してみましょう。あなたは誰に，いつ宣言しますか？

誰に？
___

いつ？
___

禁煙開始に大きな妨げとなりそうなことや，不安なことにはどんなものがありますか？　対処法とあわせてリストアップしてみてください。そして，実際にやってみて，うまく対処できたかどうか，結果を書いてください。万一，望ましくない結果に終わってしまったら，別の方法で再チャレンジしてみましょう。

禁煙開始の障害	対処法	対処の結果
（例）家族の喫煙	一緒にやめてもらう。	禁煙に乗り気になってくれた。
友人の誘い	禁煙すると宣言し，誘わないよう頼む。	友人のうち1人が一緒に禁煙することになった。タバコをすすめなくなった。

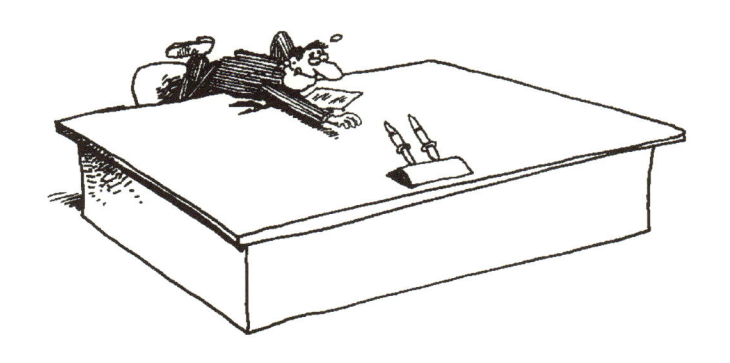

5. 禁煙の努力を可視化する

　禁煙をただ一人黙々と続けていることは，ときにつらくさびしい努力に感じられるかもしれません。それは，タバコを吸ったときには，その後にリラックス感や集中力アップなどすぐに自覚できる「効果」があったのに，禁煙をしたところで，その効果はなかなか目には見えず，やりがいを感じにくいからです。

　もちろん，ステップ2の「資料　タバコをやめることの効果」（p.39）に挙げたような健康上の効果は着実に現れています。しかし，タバコのデメリット（がんのリスク増大など）が目に見えにくいのと同様，禁煙のメリット（がんのリスク低下など）も目に見えにくいのです。

　そこで，禁煙にともなって，何か目に見える成果を自分で工夫して残していくことにしましょう。それによって，自分の努力の結果を目に見て感じることもでき，家族や周囲の人々も，あなたの禁煙が着実に進んでいることを見て，安心することができるでしょう。

　禁煙の努力を可視化する方法はたくさんあります。たとえば，カレンダーに毎日シールを貼る，「買わなかった」タバコの分だけ貯金をする，スケジュールを決めて貯金をするか小遣いを増額してもらう（1日または1週間単位で額を決める）など，自分の好きな方法を考えてみてください。

　さらに，ある程度禁煙が継続したら，何か「ご褒美」を考えておくのも良い方法です。たとえば，1週間継続でちょっと豪華な食事，1カ月で欲しかったちょっとしたものを買う，半年で買いたかった大きなものを買う，1年で温泉旅行など。貯金した分をこの出費の一部に充てることもできます。

　逆に，最初にある程度まとまった金額を家族に預けておいて，禁煙に成功したらそれを戻してもらうという方法もあります。毎日1箱吸っていた人なら，1年分で約15万円（！）です。これをまず家族に預け（もう使わないお金なのですから），1日50円，10日ごとに500円のボーナスを返金してもらう。そして，1カ月ごとに1,000円，2,000円，3,000円と，1,000円ずつ増額してボーナスをもらえば，1年目には12,000円のボーナスになります。これに残額（約35,000円）を1年達成のボーナスとして加えれば，これらの組み合わせで，預けておいた15万円が1年でほぼ戻ってくる計算になります。あるいは，最初は10円くらいの少額から始め，金額をスライド式に上げていく方法もあります。いずれにしろ，自分の好みに合う方法を考えてみてください。

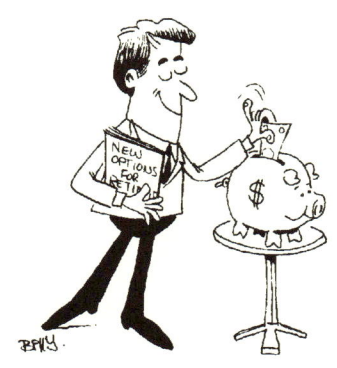

あなたはどのような方法で自分の努力を可視化しますか？

_____
_____
_____
_____

どのような方法で自分に「ご褒美」をあげますか？

_____
_____
_____
_____

> 禁煙の努力に対して，金銭的なご褒美などを計画することは絶大な効果があることが，数多くの研究によって実証されています。

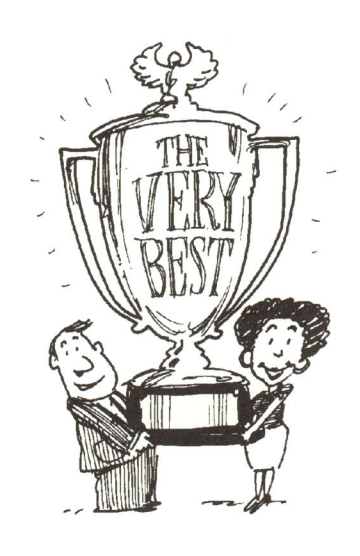

まとめ

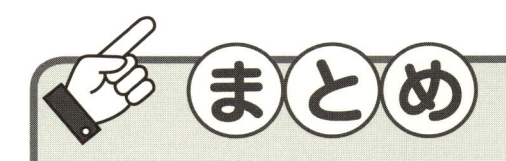

1. **引き金への対処がきちんとできているか，折にふれてチェックする。**

   引き金への対策は万全か，つねにチェックを忘れないようにしましょう。効果的に対処できていないものは，別の方法で補完するようにしてください。

2. **離脱症状への対処をこころがける。**

   禁煙を開始すると離脱症状が出現することがありますが，それはうまく体からニコチンが抜けている証拠です。我慢しなくても効果的に対処ができる場合がほとんどであり，症状自体は時間とともに弱まっていきます。

3. **周囲からのサポートを活用する。**

   一人でがむしゃらに頑張るよりも，家族や友人の力を借りることができれば，禁煙はより楽に達成できます。周囲も喜んで力を貸してくれるはずです。

4. **禁煙開始日に備える。**

   今週1週間で，タバコに関係するものを捨ててしまいましょう。来週の今日が禁煙スタートです！

5. **自分の努力を可視化し，努力に従って「ご褒美」をあげるようにする。**

   何らかの目に見える結果が伴ったほうが，より楽に禁煙の努力を続けられ，やりがいも生まれます。

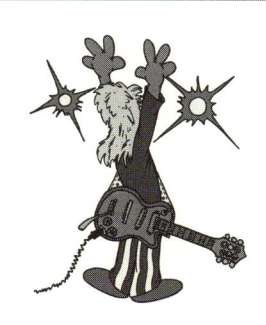

ステップ5

再喫煙を予防する
リラプス・プリベンションと思考ストップ法の活用

ステップ5のゴール
・禁煙開始にあたって，禁煙継続への意欲を新たにする
・ライフスタイルの変化を維持する
・リラプス・プリベンションについて学び，上手にリラプス予防ができるようになる
・思考ストップ法をタイミングよく活用できるようになる

1．禁煙開始にあたって

　今日はあなたにとって記念すべき禁煙第1日目です。
　タバコをやめようという気持ちから，このプログラムを開始して5週間目。やっとここまで到達しました。まずは，自分で自分のこれまでの努力をほめてあげてください。ステップ2でも学びましたが，タバコをやめたその瞬間から，タバコにむしばまれた体は徐々に健康な体へと戻っていきます（「資料　タバコをやめることの効果」(p.39)）。これから，日一日と健康な状態に戻っていくことを実感しながら，タバコとは無縁の健康的なライフスタイルを謳歌しましょう。
　一方，なかには，禁煙開始がうまくいかなかった人もいるかもしれません。ですが無力感や罪悪感を抱く必要はありません。失敗から学んで，再チャレンジすればよいだけの話です。どこがうまくいかなかったのか，自分の体験を正直に振り返ってみましょう。

　禁煙第1日目を迎えた感想はどうですか？　何か変化はありましたか？　どんな気分ですか？　失敗したとすれば，それをどう変えて，次に活かすことができますか？

_____

_____

_____

2. ライフスタイルの変化を維持する

　禁煙は，単にタバコをやめればよいという単純なものではなく，これまでの自分の習慣や毎日の行動，すなわちライフスタイルを変えることが必要だということは，これまで学んできた通りです。タバコはあなたの生活のなかに深く根を下ろしており，生活のさまざまな部分と結びついているからです。

　ですがライフスタイルを変え，それを維持しつづけることは時間がかかり，なかなか困難な課題であることも少なくありません。

　ここで再び，自分のライフスタイルを振り返ってみましょう。自分のどのような習慣やライフスタイルが喫煙と結びついていましたか？

_____

_____

_____

すでに変えた点はどのようなことですか？

_____

_____

_____

変えるのがまだ難しいのはどのようなことですか？

_____

_____

_____

それを変えるために，何か良いアイディアはありますか？
（自分では良いアイディアが浮かばない場合，家族や友人の意見を聞いてみてください）

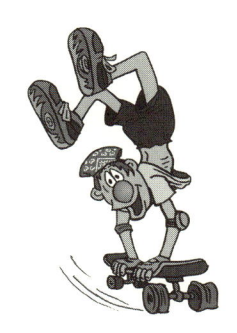

_____

_____

_____

3. リラプス・プリベンション

　禁煙をすること自体はたしかに簡単です。タバコを吸うのをやめれば，それがたとえ1日でも，あるいは1時間しか続かなくても「禁煙」には違いありません。難しいのは，禁煙を長く継続するということなのです。

　やみくもに意志の力だけで禁煙を続けることは難しいものですが，認知行動療法の知恵やテクニックを応用すれば，禁煙はずっと簡単になります。それがこれから説明する「**リラプス・プリベンション**」という治療テクニックです。リラプス（relapse）とは，再喫煙のことを指します。プリベンション（prevention）とは，予防という意味です。つまり，文字通り再喫煙予防テクニックということです。

　リラプス・プリベンションの主なルールは，以下の5つです。

1. 喫煙の引き金を自覚する。
2. 避けることのできる引き金は避ける。
3. 避けることのできない引き金には，これまでとは別の方法で対処する。
4. リラプスの危険性をできるだけ早期に予測し，それに対処する。
5. 常日頃から，喫煙とは違った別の行動を意識的に行なうようにする。

　読んでおわかりの通り，このうちのいくつかは，もうすでにプログラムのなかで実施してきたものです。ここでもう一度，自分にとって特に危険な引き金について自覚し，それへの対処法を考えてみてください。**引き金にうまく対処することが**，リラプス・プリベンション，つまり禁煙の継続にとっては最も大事なことです。

あなたにとって今でも危険な引き金にはどのようなものがありますか？ また，どのように対処すればよいでしょうか？ 代表的な引き金とその対処法のヒントが，次ページの「資料」に書いてありますので，これを参考にしながら下の表を完成させてください。

今でも危険な引き金	対処法

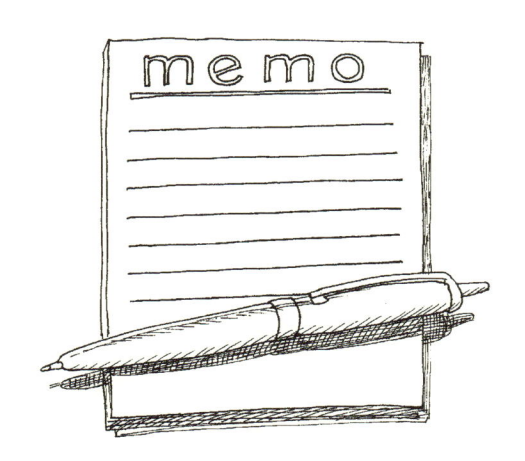

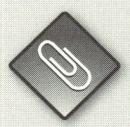

資料 よくある引き金と対処法

よくある引き金	対処法の例
タバコを吸う友人	しばらく付き合いを避ける 禁煙中であることを話し，自分の前でタバコを吸ったり，すすめたりしないように頼む
退屈なとき	趣味を見つける 撮り溜めておいた DVD を観る 音楽を聴く
食後	歯みがきをする タバコを吸わない人と食事をする 禁煙席に座る
仕事の休憩中	コーヒーを飲む 外で深呼吸をする タバコを吸わない人と雑談する
イライラ	運動をする イライラしたことを紙に書き出すか，誰かに話す ゆっくり風呂に入る
運転中（渋滞など）	音楽を聴く 窓を開けて深呼吸する コーヒーを飲む，ガムを噛む
飲酒	しばらく飲酒を避ける 非喫煙者の隣に座る タバコを吸いたくなったら冷たい水を飲む，電話やメールをする
通勤途中の路上	音楽を聴く 深呼吸する 両手に荷物を持つ

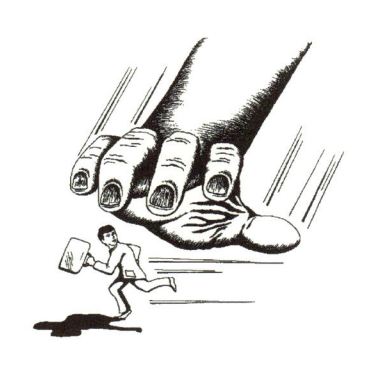

4. 思考ストップ法

　リラプス（再喫煙）というものは，ある日突然に起こるわけではありません。引き金が引かれたとき，あるいは，引き金が引かれることが積み重なったときに，それは起きてしまいます。リラプスの起こるプロセスには，以下のような4つの段階があります。

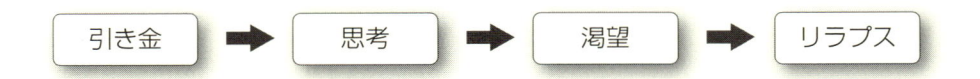

引き金 → 思考 → 渇望 → リラプス

　この4つの段階を具体的な例で説明すると，次のようになります。

　　（引　き　金）目の前でタバコを吸われて
　　（思　　　考）我慢できないと思い
　　（渇　　　望）吸いたい気持ちが強まって
　　（リ ラ プ ス）吸ってしまった

　　（引　き　金）ここ何日か気分がイライラしていて
　　（思　　　考）タバコを吸えばすっきりすると思い
　　（渇　　　望）吸いたい気持ちが強まって
　　（リ ラ プ ス）吸ってしまった

　つまり，リラプスまでには引き金から始まる連鎖があり，それが意識しないうちに自動的に進んでしまうのです。
　では，引き金が引かれたときには，どう対処すればよいでしょうか。何もせず放っておけば，連鎖のステップは，渇望やリラプスへと進展してしまいます。このプロセスは，火山の噴火に例えることができます。初めは少なかったマグマですが，だんだん量が増えていき，蒸気の量や圧力が高まり，ついには噴火（リラプス）してしまいます。最初，少しマグマがグツグツしはじめた頃が，引き金が引かれた状態にあたるもので，③の噴火寸前の状態が，渇望が高まった段階です。こうなってしまうと，後は噴火まで時間の問題で，もはや自力で対処することはとても難しいのです。
　これまで禁煙に失敗したことがある人は，渇望の段階になってはじめて何らかの対処をしていたのではないでしょうか。渇望が高まってからガムを噛んだり，気持ちをまぎらわせようとしたりしても遅すぎます。もうマグマは噴火寸前なのです。つまり，引き金の段階で対処し，マグマを押しとどめるようにしなければいけません。それはこれまでに説明してきた通りです。しかし，万一，思考の段階に進んでしまったときも，まだ手遅れではありません。ここで上手に止めることに成功すれば，リラプスの危険は乗り越えることができます。このときに活用できるテクニックが**思考ストップ法**です。

① → ② → ③ → ④

引き金　　思考　　渇望　　リラプス

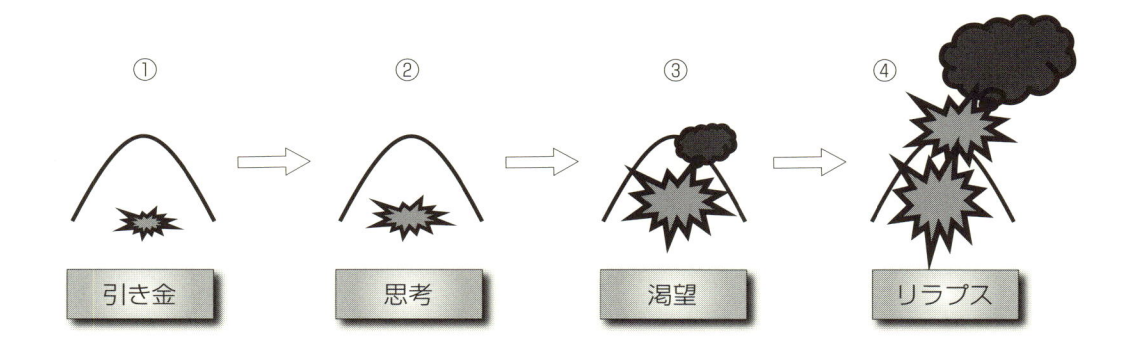

　まず、思考がまだ少量のマグマであるうちに、その思考に気づく必要があります。引き金が引かれて、頭の片隅にタバコのことがよぎったり、頭のなかに「タバコ」という考えがぼんやりとした点のように浮かんできたときに、敏感に気づくことが大切です。つまり、**何より大切なことはタイミングです**。考えがはっきりしてきて、「タバコを吸いたい」「吸うとイライラが収まる」「1本くらい、いいじゃないか」「また明日から禁煙を始めればいいのだから」などと何度も何度も頭のなかを駆け巡るようになったら、それはもはや思考ではなく、「渇望」です。

　さて、「思考」がまだ小さい点のようなものであるときに、それに早く気がつけば気がつくほど、思考ストップは簡単です。思考ストップ法には2つの段階があります。

エクササイズ

ステップ1．まず、心のなかで、または声に出して「ストップ！」と言います。あるいは、自分の腕をつねる、手首にあらかじめ輪ゴムをつけておいて弾く、手をたたくなどして「ストップ！」と言います。
　　　　　⇒これで**思考は5秒ほど止まります**。これによって、思考から渇望、リラプス（喫煙）へとつながる連鎖を一旦断ち切るのです。

ステップ2．ここで5秒の余裕ができました。次に、この5秒の余裕を活用して、タバコのことを忘れられる行動を取る、あるいは、タバコが吸えない場所に行くようにします。
　　　　　⇒たとえば、電話をする、顔を洗う、ジュースを飲む、音楽を聴く、きれいな景色を頭に思い浮かべながら深呼吸する、デートの計画を立てる、図書館に行く、など。

あなたは，どのような方法で思考をストップさせますか？

ステップ１
_____
_____
_____
_____

ステップ２
_____
_____
_____
_____

　思考ストップ法をスムーズに使えるようになるためには，練習が必要です。日常生活のなかで，意識的に練習してみましょう。

　また，浮かんできた思考とは反対のことを意識的に心で唱え，そのあと思考ストップをやってみるという方法もあります。

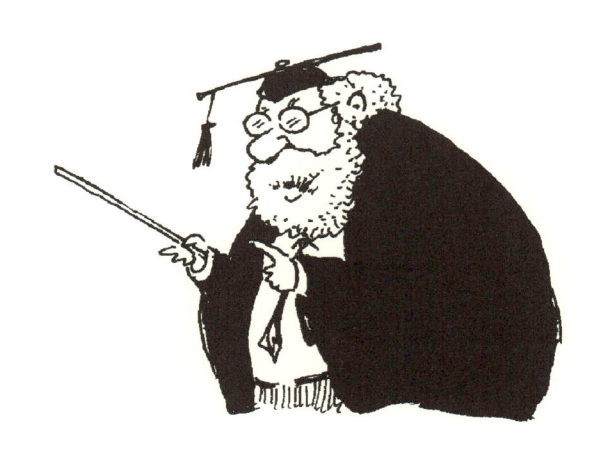

（例）

| もう我慢できない | → | これくらいのことは我慢できる。渇望は長くは続かないのだから。 |

| 1本くらいいいじゃないか | → | その1本を吸わないように自分は努力しているのだ。こんな言い訳にはだまされない。 |

　上の例で示したような思考（「もう我慢できない」「1本くらいいいじゃないか」）は，冷静なときには浮かんでこないはずなのに，引き金が引かれると，つまり依存症におかされた中脳にスイッチが入ると浮かんでくる，ゆがめられた思考であると言えます。こうしたゆがんだ思考が，渇望へとつながり，喫煙行動へとあなたの背中を押すのです。
　したがって，われわれはこうした「ゆがんだ思考」に気づき，それを修正する必要があります。よく見られる「ゆがんだ思考」の一例を「資料　ゆがんだ思考と正しい事実」（p.72）に挙げたので，よく読んでおいてください。そして，次にこのような思考が浮かんできたときには，ただちに修正し，思考ストップ法を実行するようにしてください。

> 思考ストップ法は，タバコへの思考・渇望を止めるだけでなく，不安，緊張，落ち込み，怒りなど，日常のさまざまな不快な思考や感情を止めるのにたいへん有効です。ぜひ意識的に活用してスムーズに使えるようになりましょう。

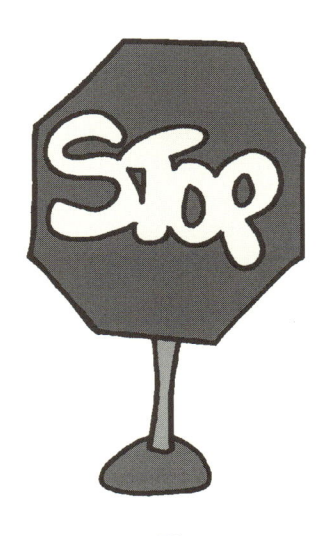

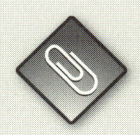

資料 ゆがんだ思考と正しい事実

ゆがんだ思考	正しい事実
タバコを吸いたい気持ちが出てくると，吸うまでそれを止めることができない。	吸いたい気持ち（渇望）は，最大でも15分ほどしか続かない。しかも，思考ストップ法を使えば，もっと短い時間で消える。
しょせん，自分にはタバコをやめることなどできない。	誰でもきちんと治療を継続すれば，タバコをやめることはできる。とりあえず，この1本を吸わないようにすることが大切。そのためのテクニックは，これまでたくさん学んでいる。
自分は意志が弱いから，禁煙は無理だ。	禁煙の継続と意志の強さには関係がない。禁煙の成功を決めるのは，これまで学んだテクニックをどれだけ上手に活用できるかということにかかっている。
1本くらい吸ってもどうってことはない。	その1本をやめるために，禁煙を始め，いろいろなテクニックを学んできたはず。とりあえず，その1本を吸わないようにすることが大切。そのためのテクニックは，これまでたくさん学んでいる。
今タバコを吸って，ストレスをまぎらわせたい。	喫煙だけがストレス対処の方法ではない。喫煙に頼らず，ストレスに対処するための方法をいくつも学んできた。それを実行することでストレスの発散や気分転換は可能である。
タバコを吸えば，頭がすっきりして作業に集中できる。	頭がぼんやりするのは，ニコチンの離脱症状である。タバコを吸うと一時的に頭がすっきりするような気がするのは，離脱症状をまぎらわせているだけで，それでは依存症を悪化させてしまう。気分転換の方法はほかにいくつもある。
タバコには害があるといっても，喫煙者でも健康で長生きしている人もいる。	何にでも例外はつきものであり，例外にのみ注目して，大多数の人がタバコによって健康を害し，タバコ関連疾患によって死亡している事実を忘れてはいけない。
どうせ人は死ぬときは死ぬのだし，好きなことをして生きていきたい。	喫煙者の平均寿命は非喫煙者より10年短い。好きなことができる時間も10年短くなるということである。タバコを我慢することによる苦痛は，時間とともに弱まってくる。

まとめ

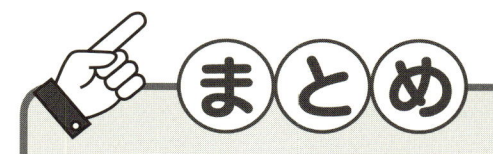

1. **リラプス・プリベンションのテクニックを活用すれば，上手に効果的に禁煙を継続できる。**

    リラプス・プリベンションの要は，引き金への対処です。回避できる引き金は回避し，今でも危険な引き金があれば，それに対する対処法を注意深く考えてみましょう。

2. **思考が生じたらすぐに「思考ストップ法」を実行しよう。**

    思考が渇望に発展する前に，すぐに思考ストップ法を活用することが重要です。あらかじめすぐにできそうな方法を考えて，練習しておきましょう。

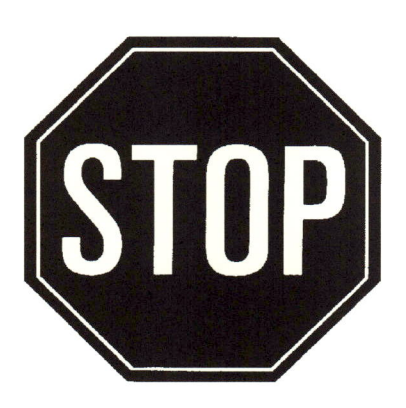

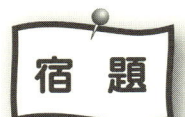

宿題 思考ストップ法の練習

次のステップまでの1週間，引き金が引かれ，タバコに関する思考が生じるようなことがあれば，ただちに今日考えた思考ストップ法を行い，その結果どうなったかをモニタリングして下に書き留めてください。対処法がうまくいったか否かに従って，1～5の5段階（1：まったくうまくいかなかった，2：あまりうまくいかなかった，3：まあまあ，4：うまくいった，5：とてもうまくいった）の評定も行なってください。このプロセスが生じたときに，すぐに記録することが大切です。

月 日（ ）時間	引き金と対処法		評定 (1～5)
／　（　）　：ㅤ	引き金		
	浮かんだ思考・感情		
	反対の思考・感情		
	対処法		
／　（　）　：ㅤ	引き金		
	浮かんだ思考・感情		
	反対の思考・感情		
	対処法		
／　（　）　：ㅤ	引き金		
	浮かんだ思考・感情		
	反対の思考・感情		
	対処法		
／　（　）　：ㅤ	引き金		
	浮かんだ思考・感情		
	反対の思考・感情		
	対処法		

ステップ6

再喫煙の前ぶれに気づく
代替活動と新しい行動

ステップ6のゴール
・リラプス（再喫煙）の前ぶれに敏感になる
・自分を禁煙につなぎとめる「代替活動」を実践する
・退屈を避けるための新しい行動を見つける
・自分がタバコに求めていたものは何かを理解する

　禁煙を開始してから1週間が過ぎました。この1週間を振り返ると，どのような感想が浮かぶでしょうか。特に問題もなく過ぎた人，離脱症状に悩まされた人，引き金が引かれることはあったけど思考ストップ法などでうまく乗り越えることができた人，あるいはリラプス（再喫煙）してしまった人，さまざまなことがあったのではないでしょうか。

　特に，リラプスの危険の高い場面を経験した人は，それにどのように対処したのか，またどのような状況でうまくいったか／いかなかったかを下に書いてみましょう。うまくいかなかった人は，次にどのように対処すればうまくいくでしょうか。また，再喫煙したからといってあきらめず，再チャレンジすることが大切です。2回目は1回目よりもうまく対処できるはずです。

1．思考ストップ法がうまくいかなかったとき

　思考ストップ法がうまくいかなくても，まだ心配する必要はありません。思考ストップ法の習得には時間がかかります。大事なことは，あきらめず練習を続けることです。その場合，以下のことに注意してトライしてみてください。

1. **自力だけではなく，誰かの力に頼ってみましょう。**
　　誰かに電話をしたり，たわいもない話をしたりすることで，自然と思考は消えていきます。

2. **最初はできるだけ多くの方法を試してみて，自分に合うもの，効果のあるものを探してみましょう。**
　　良い方法が見つかり，成功体験が増えてきたら，今度はその方法を1つか2つに絞ってマスターし，タバコを吸いたいという思考が浮かんだらほぼ自動的に行えるようにしていきましょう。

3. **最初は行動を伴うものに頼り，うまくいくようになったら，次第に頭のなかだけでも行えるものにしていきましょう。**
　　たとえば，水を飲む，ジョギングをする，シャワーを浴びる，音楽を聴く，深呼吸をする，リラクセーション法を行う，というのが行動を伴う対処法です。それに対し，別のことを考える，子供の顔を思い浮かべる，体がクリーンになったことをイメージするなどは，頭のなかだけで行える対処法です。

　行動的な対処法の利点は，比較的簡単に頭のスイッチの切り替えができるという点にあります。これによって，思考ストップ法の成功体験を重ね，「渇望は防止できる」「自分はコントロール力がある」という自信を深めていきましょう。

　ある程度行動を伴う思考ストップ法に慣れ，自信がついてきたら，頭のなかで行う思考ストップ法に切り替えたほうがよいかもしれません。なぜなら，行動を伴う思考ストップ法は，いつどんな場面でも実行できるとは限らないからです（たとえば，仕事中にシャワーを浴びることは実行が難しい場合がほとんどでしょう）。これに対し，頭のなかで行う思考ストップ法は，いつでも実行できるという利点があります。こちらのほうが習得は難しいかもしれませんが，適用範囲が広いのです。

　ただもちろん，どんな方法であれ，**自分にとって一番やりやすく，効果があったものを1つか2つ選んで実行する**ようにしてください。

2. リラプスの予測と対処

　禁煙をしようと思って努力をしていたのに，また喫煙へと後戻りしてしまうことをリラプス（再喫煙）といいます。リラプスにはほとんどの場合，必ず何かの「前ぶれ」があります。それに気づけばリラプスを阻止できますが，気づかないでいるとリラプスに至ってしまいます。

　ここにダムがあると想像してください。上流からたえず，土砂や流木などいろいろなものが流れ込んでいます。放っておくと，ダムにはこのようなゴミがたくさんたまり，あふれてしまうでしょう。しかし，注意深く見守っていれば，ダムがあふれる前の危険な「前ぶれ」に気づき，ゴミを取り除くことでダムがあふれるのを阻止することができます。

　リラプスの前ぶれには次の3つのものがあります。

1. ささいな行動の変化
2. 危険な思考
3. ネガティブな感情

　これらを1つ1つくわしく考えてみましょう。

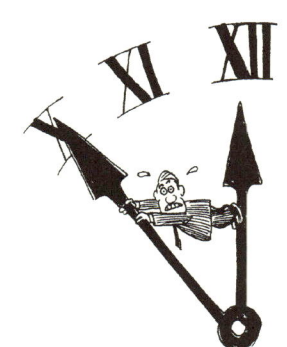

（1）ささいな行動の変化

　ダムがあふれる前には，水の音や色が変わったり，流れの速さが変わったり，いろいろな目に見える変化があるものです。われわれも同じです。リラプスの前ぶれには，いろいろな行動の変化があります。たとえば，喫煙場所をうろつく回数が増えた，タバコの自販機がやたらと目につくようになった，飲酒量が増えたなどです。

　これらの危険な行動の変化はささいなもので，敏感に察知しないと，気づかずにやり過ごしてしまうかもしれません。そうすると知らず知らずのうちに，水かさが危険な量にまで達してしまうかもしれないのです。**大事なことは，つねに敏感に自分の状態をモニターして，危険水量になる前に，早めに前ぶれに気づくことです。**

　あなたにとって，危険な行動の変化にはどのようなものがあるでしょうか？

_____

_____

_____

_____

（2）危険な思考

次に挙げるリラプスの前ぶれは，危険な思考です。これは行動のように目に見えないので，気づくのが難しく，それだけに一層危険だと言えます。脳の話を思い出してください（pp.16-17）。あなたの前頭葉，つまり理性的な意志の部分は，禁煙を続けようと頑張っています。しかし，中脳の部分は，まだニコチンを求めている状態なのです。したがって，中脳は，あなたの前頭葉をだまそうとして，たくみにいろいろな「言い訳」を考えてきます。これが危険な思考の正体です。たとえば，次のようなものが考えられます。

「もう1週間も頑張ったのだから，1本くらいいいじゃないか」
「バレなければいいだろう」
「ここで吸わないと，付き合いの悪い奴だと思われてしまう」
「今日だけは例外にして，明日からまた禁煙を続ければいい。1日くらいどうってことはない」

過去に禁煙に失敗した経験のある人は，おそらくこれらの危険な言い訳にだまされたのではないでしょうか。これらはあなたをそそのかし，喫煙へと動かそうとする**中脳のたくらみ**なのです。それに気づかず，まんまとだまされてしまうとリラプスが起こってしまうわけです。これら危険な思考が蓄積して，ダムから水があふれてしまう前に，敏感に「これはリラプスの前ぶれだ！」と気づくことが大切です。

あなたの危険な思考（言い訳）にはどのようなものがありますか？

_____
_____
_____

（3）ネガティブな感情

最後の危険な前ぶれは，ネガティブな感情です。イライラ，不安，落ち込み，緊張，退屈，孤独感，このような感情がうっ積してしまうと，ダムの水は一気にあふれてしまいます。タバコを吸いたくなるようなネガティブな感情のうっ積に早めに気づき，対処することが大切です。

あなたにとっての危険でネガティブな感情にはどのようなものがありますか？

_____
_____
_____

ネガティブな感情に気がついたら，どのように対処しますか？

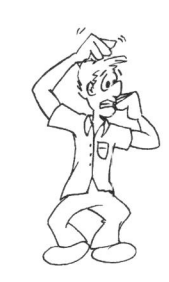

_____

_____

_____

3. 代替活動

　退屈や手持ちぶさた，これらもあなたを喫煙へと向かわせる危険な引き金になります。次のようなとき，かつてのあなたは「手持ちぶさただな」「間がもたないな」などと考えて，ついついタバコに手を伸ばしていなかったでしょうか。

- ・家で何もすることがないとき
- ・仕事をしていても，なんとなく疲れて集中できないとき
- ・急に予定がキャンセルになり，することがなくなってしまったとき
- ・居酒屋にいて，話に入っていけないとき
- ・初対面の人や異性と喫茶店にいるとき

　こういうことはしばしば起こるもので，**それ自体を完全になくすことは困難です。大事なことは，タバコ以外の方法で，それを埋め合わせることです。**つまり，喫煙に代わる「代替活動」を見つけて，それを実践することが大切です。

　退屈ですることがないとき，何かやってみたいことはありますか？

- ☐ 軽い運動，散歩　　☐ ゲーム
- ☐ インターネット　　☐ 音楽を聴く
- ☐ 友達と電話で話をする　　☐ 趣味の活動
- ☐ DVDを観る　　☐ 読書
- ☐ その他 _____

_____

社交的な場面（グループでいるとき，飲み会など）で，話の輪に入っていけず手持ちぶさたになったとき，あなたはどうしますか？

- ☐ 人の話を聞くことに集中する
- ☐ しばらく席を離れる
- ☐ 何かをオーダーする
- ☐ 中座して帰る
- ☐ 仲のよい人のそばに行く
- ☐ 席を立って誰かに電話をする
- ☐ その他 _____

_____

退屈を避けるために，新しく始めてみたい活動は何かありますか？ 以下のリストも参考にして，自分がやってみたい活動をチェックしてみてください。

- ☐ 習い事
- ☐ 読書
- ☐ 瞑想・ヨガ
- ☐ サーフィン
- ☐ 水泳
- ☐ ペットを飼う
- ☐ 教会に行く
- ☐ ジムに行く
- ☐ 書道
- ☐ 専門学校
- ☐ ガーデニング
- ☐ ドライブ
- ☐ コンサート
- ☐ サッカー
- ☐ スポーツ観戦
- ☐ サイクリング
- ☐ ダンス
- ☐ ダイビング
- ☐ 絵を描く
- ☐ 座禅
- ☐ カラオケ
- ☐ 料理
- ☐ ボランティア
- ☐ 温泉旅行
- ☐ 乗馬
- ☐ ブログ作り
- ☐ 映画
- ☐ 文章を書く
- ☐ テニス
- ☐ キャンプ
- ☐ 美術館めぐり
- ☐ 釣り
- ☐ マッサージ
- ☐ スクラップブック作り
- ☐ 買い物
- ☐ 楽器演奏
- ☐ 日曜大工
- ☐ ジョギング・マラソン
- ☐ 食べ歩き

これ以外に何か新しく始めてみたい活動はありますか？ あるいは，かつてやっていたのにやめてしまった活動で，再開したいものはありますか？

_____

_____

_____

4. タバコに期待していたもの

　多くの人は，喫煙を続けるなかで，知らず知らずのうちにタバコにさまざまな効果を求め，さまざまな役割を期待するようになっているものです。**この「期待」が依存症をより強固なものにしていくのです。**

　たとえば，ストレスを発散する，退屈をまぎらわす，気まずさをごまかす，手持ちぶさたの埋め合わせをするなど，あなたはタバコに何を求めて，どんな役割を期待していたのでしょうか？　こうした期待は多くの場合，意識されることはないのですが，禁煙の邪魔をすることが多いものです。ストレスを感じたら無性にタバコを吸いたくなる，飲み会で会話が続かなくなったときにタバコを吸いたくなる，こういう経験はないでしょうか？　つまり，ここでも以下のように，引き金から始まって，思考（期待），渇望という連鎖が生じています。

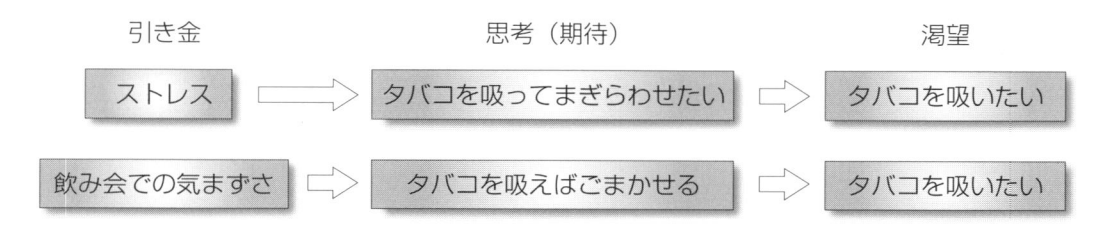

引き金	思考（期待）	渇望
ストレス	⇒ タバコを吸ってまぎらわせたい	⇒ タバコを吸いたい
飲み会での気まずさ	⇒ タバコを吸えばごまかせる	⇒ タバコを吸いたい

　あなたがタバコに期待していた役割はどのようなものでしょうか？　それを自覚し，タバコ以外の方法でその役割を果たしてくれる別の対処法を考えてみましょう。

タバコへの期待	喫煙以外の対処法
（例）ストレス発散 　　　飲み会での手持ちぶさたの解消 　　　意識集中	趣味の活動，運動 何かをオーダーする，一時席を外す 外に出て深呼吸する，コーヒーを飲む

まとめ

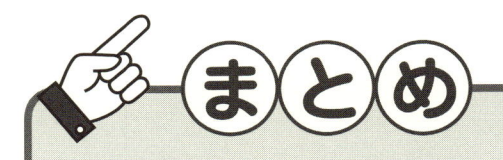

1. リラプスは徐々に生じるものであり，必ず前ぶれがある。その前ぶれに気づくことが重要である。

    リラプスの前ぶれには，行動の変化，危険な思考（言い訳），ネガティブな感情などがあります。自分にはどのようなものがあてはまるか，あらかじめ認識しておきましょう。

2. 退屈はリラプスの危険な引き金である。

    退屈を避けるために，何か新しい活動を始めてみることを検討しましょう。

3. タバコに何かの役割を期待することが禁煙の邪魔をする。

    喫煙者は，知らず知らずのうちに，タバコにさまざまな役割を期待するようになっています。その期待を自覚し，タバコに代わる別の方法を意識的に実践するようにしましょう。

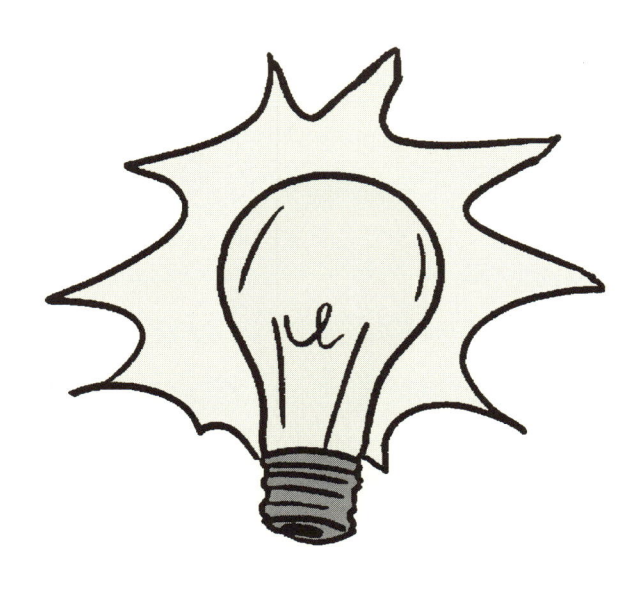

宿題

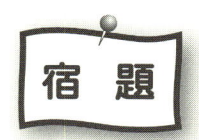

今回はリラプス・プリベンションの主な方法と，3種類の危険信号について学びました。この1週間，自分自身をモニタリングしてみて，もし3種類の危険信号にあてはまるものが生じたら，それを下の表の左の欄に記録してください。そして，そのときにどのように対処したかを右の欄に記載してください。

行動のささいな変化	行なった対処
（例）運動をしなくなった。	家族と一緒に運動することにした。 スポーツジムに入会した。
飲酒量が増えた。	持ち歩く現金を減らした。 仕事が終わった後，家族と外食するようにした。

危険な思考（言い訳）	行なった対処
（例）1本くらいはいいかな。	思考ストップ法を実践した。 このワークブックを読み返した。

ネガティブな感情	行なった対処
（例）ストレス	公園をウォーキングした。 少し奮発して外食をした。

ステップ7

リラプスの予測と対処
渇望サーフィンと禁断破断効果の理解

ステップ7のゴール
・リラプスを早めに予測し，早い対策を取れるようにする
・渇望について理解を深め，その対処法を練習する
・禁断破断効果についての理解を深める

1. リラプスの危険を知る

　ステップ5で禁煙を開始した人は，禁煙開始からもう2週間が経過しています。今日の気分はいかがですか？　この時期になると，ほとんどの人が離脱症状からも解放されて，気分的にはだいぶ楽になっているはずです。これはニコチンに対する**「身体的依存」**が解消されてきたことを意味します。

　しかしその一方で，タバコがないライフスタイルにはまだ慣れていないので，手持ちぶさたになったり，イライラしたりしたときに，ふとタバコのことを思い出したりして，タバコが吸いたいという「思考」「渇望」が出てくることもあります。これはタバコに対する**「精神的依存」**といって，「身体的依存」よりも回復に時間がかかります。大切なことは，リラプス・プリベンション（再喫煙予防）のルールに従って，早めに危険状態を知り，それに上手に対処することです。

　リラプス・プリベンションにおいて大切なのは，**できるだけ早めに，自分の「黄色信号」（再喫煙の前ぶれ）に気づくことです**。早めに気がつけばつくほど，対処が簡単です。赤信号になってからでは手遅れです。赤信号とは，渇望が強くなり，イライラも最高潮で，「これはもうタバコを吸わないとだめだ！」「タバコをやめることなんてできっこない！」などという中脳からの「ささやき」に脳全体が侵略されてしまっているような状態をいいます。このように赤信号が点灯すると，あっと言う間にリラプスへと押し流されてしまいます。

　中脳の「ささやき」には，いくつかのパターンがあります。自分の中脳はどのようなパターンでささやいてくるのか，どんなパターンになったときにより危険か，ということをあらかじめ把握しておくことは，リラプス・プリベンションに役立ちます。ここでは，代表的な6つのパターンを学習しましょう。

(1) パターン1 「1本だけ，1回だけ」という「ささやき」

　ふとした気のゆるみ，友だちからの誘いなどから「1本だけならいいじゃないか」「この1回だけで，またすぐに禁煙に戻ればいいじゃないか」「1本くらい吸ったところでどうってことはない。これまで1カ月も吸っていないのだから」などと，あなたの中脳がささやいてくることがあります。

　このような「ささやき」が聞こえてきたら，自分は，**その1本を吸わないために禁煙を始めたのだ**ということを思い出しましょう。

(2) パターン2　自分を試す「ささやき」

　「自分は意志が強いから，友だちにタバコをすすめられても断ることができる」「プログラムのなかでいろいろと習ったから，少しぐらい危険な場所に行っても大丈夫だ」「1本だけ吸ってみて，どうなるか試してみたい」――このような中脳の「ささやき」が聞こえてくることもあるでしょう。

　このようなささやきは，とても危険です。禁煙においては，危険な状態を全力で回避し，自分の意志の力には頼らないことが鉄則です。自分の意志の力を試す必要はありません。大切なのは，危険な状態を賢く避けることです。「**強くなるより，賢くなろう**」――このルールを守りましょう。

(3) パターン3　タバコを懐かしむ「ささやき」

　タバコを吸っていたときの状況，友人との会話，リラックスできた気分，かっこよくサマになっていたような気持ち，こうしたことがふと懐かしく思えることがあります。「タバコは良いものなのに，自分はそんな良いものを手放してしまった」「禁煙はもう少し年を取ってからでもいいのではないか」などと中脳がささやいてくるかもしれません。

　しかし，本当にタバコは良いものですか？　では，**なぜあなたは禁煙しようと思ったのですか？　それはタバコよりもっと大切なものを守るためではなかったでしょうか？**　年を取れば取るほど，タバコの害は積もり積もっていきます。そして，そのときには依存も進み，禁煙することが今よりも間違いなく難しくなっています。

(4) パターン4　危機状態の「ささやき」

　落ち込んだとき，困難な状態に陥ったとき，極度のストレス，プレッシャーのかかる仕事の前――これらはみな，危険な引き金です。このような状態にあるとき，中脳は「タバコを吸えば，楽になるよ」「気が紛れるよ」などとささやいてきます。果たしてそうでしょうか？　われわれはもう，タバコに頼らないでこうした危機状態に対処するための方法たくさん知っています。そしてそのほうが，間違いなくずっと効果的で健康的なのです。

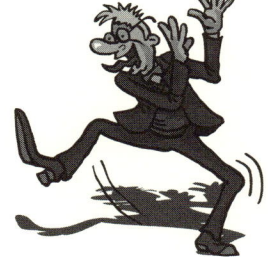

(5) パターン5　非日常のなかでの「ささやき」

　旅行で家を離れたとき，クリスマスや誕生日のパーティ，スポーツなどのイベント，忘年会や新年会，冠婚葬祭など，日常から離れてはめを外す機会も要注意です。「旅行の間くらいいいじゃないか」「飲み会のときくらい，いいじゃないか」などと中脳がささやきかけるのです。また，友人からタバコをすすめられたり，気持ちが高ぶっていたり，あるいはお酒の勢いで気がついたら吸っていたなどということにもなりかねません。あらかじめ周囲にタバコをすすめないように頼んでおく，誰かに見張ってもらう，酒を飲まないようにするなど**対策をこれらの日常とは異なる特別なイベントに先立って前もって立てておくようにしましょう**。

(6) パターン6　禁煙への自信喪失の「ささやき」

　禁煙がつらくなってしまったときや，強い渇望が襲ってきたりしたとき，禁煙を続ける自信が一時的に大きく揺らいでしまいます。「もう自分には耐えられない」「しょせん，禁煙なんてできないんだ」などと思ってしまいがちですが，これも中脳のささやきです。だまされないようにしましょう。そのようなときは，代わりに次のように考えるのです。「とにかくこの1本をがまんしてみよう」「今日一日頑張ろう」「これまでだって頑張れたじゃないか」「誰かに相談してみよう」。どれがあなたにとって一番効果的でしょうか。

　禁煙のつらさが一生続くかと思うと，とても耐えられないもののように感じるでしょう。しかし，そんなことはありません。明日は今日より確実に一歩前進しています。「**今日一日**」——これはニコチン依存を含む依存症と戦う人にとって，とても良い格言です。

　このほかにも，中脳は驚くほどのバラエティをもってささやきかけてくることがあります。そのとき，**まず大事なことは，それが中脳のささやきだということに気づいて，だまされないようにすることです**。そして次に，何らかの対処をしましょう。そのヒントは，上の各項目でも挙げました。まとめると，有効な対処は以下のようなものです。

1. 思考ストップ法を実行する。
2. 中脳の「ささやき」と反対のことを意識的につぶやく。
3. 危なくなったら，代替活動を行なう（電話，洗顔，ジョギング，音楽，テレビ，ゲーム，席を一時離れる，など）。あるいは，別の集中できる考えに没頭する。
4. リラクセーション法を実行する。
5. 誰かの力を借りる。

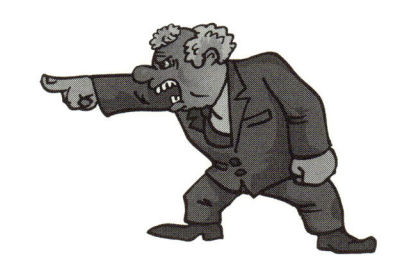

前ページに挙げた6つの「ささやき」のパターンのうち，自分にとって一番ありそうなパターンはどれですか？

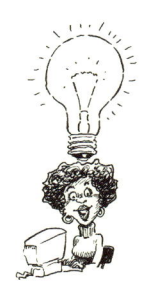

① _____

② _____

③ _____

その場合，どのように対処しますか？ それぞれの場合について，できるだけ具体的に書いてください。

① _____

_____

_____

② _____

_____

_____

③ _____

_____

_____

次に，安全な青信号の状態から，やや危険な黄色信号，非常に危険な赤信号の状態まで，自分の行動・思考・感情の状態をまとめてみましょう。

危険レベル	行　動	思　考	感　情
安全 （青信号）	（例）規則正しい生活を送り，引き金を回避できている，毎日運動をしている。	（例）タバコのことをあまり考えなくなった，思考ストップを効果的に活用できている。	（例）ストレスもあまりなく，快活な状態である。

危険レベル	行　動	思　考	感　情
やや危険 （黄信号）	（例）夜更かしが増えた，飲み会が多い，運動をしなくなった。	（例）もう自分は大丈夫と考える，もう1週間も吸っていないなと考える。	（例）なんとなく気分がさえない。

危険レベル	行　動	思　考	感　情
非常に危険 （赤信号）	（例）喫煙所をのぞくことが増えた，自販機がやたらと目につく，飲み会で喫煙者の隣に座る。	（例）1本くらい吸ってもいいかなと考える，タバコを吸っていた頃が懐かしく思える。	（例）ストレスがうっ積している，夫婦ゲンカをしてもうどうにでもなれという気持ちになっている，仕事で大失敗して落ち込んでいる。

危険レベルが上がったときに、どのような対策を取りますか？ それが効果的に実行できる可能性や自信を1～5（まったく自信がない～絶対の自信がある）の5段階で評定してみてください。

対　策	自信の程度 （1～5）
（例）カラオケに行く，家族や友人に電話する，思考ストップ法を実行する，風呂に入る，ジョギングをする，このワークブックを読み返す	

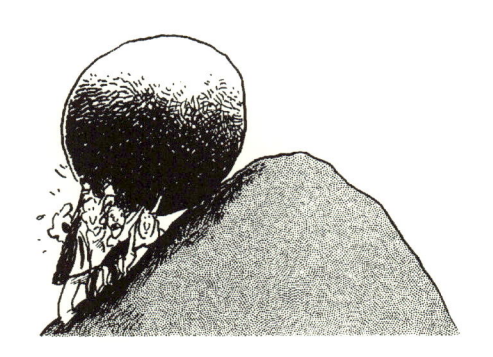

2. 渇望サーフィン

　危険状態にうまく対処ができなかった場合，中脳スイッチが押されて「渇望」が生じてくることがあります。渇望とは，タバコが吸いたくてたまらなくなるような強い衝動のことをいいます。たいていの人は，この渇望に負けてまたタバコに手を伸ばしてしまうのです。

　渇望の力は圧倒的なので，これが生じることを防ぐのが一番です。そのために，これまで引き金への対処や思考ストップ法など，渇望が生じるのを防ぐための方法をいろいろと学んできました。では，これらの方法に失敗して渇望が生じてしまった場合，われわれはなす術がないのでしょうか？　決してそんなことはありません。引き金を避けたり，思考ストップ法を実行したりするなどして，渇望が生じることを防止するのが一番ですが，**万が一，渇望が生じてしまっても，それに対処することは可能です**。そのために，まず渇望の正体を知ることから始めましょう。

　渇望はいったん生じてしまうと，タバコを吸うまで消えてくれないと思っている人がたくさんいますが，「資料　ゆがんだ思考と正しい事実」(p.72)で説明したように，実はどんなに強い渇望でも，放っておいても最長で15分ほどで消えてくれます。だとすると，われわれが対処すればよいのは，この15分間ほどなのです。もちろん，効果的に対処できれば，何も15分待たなくても渇望は消えていきます。

　1つの方法は，ここでも思考ストップ法を使ってみることです。まず，最大15分間没頭できるような行動か思考を**あらかじめ**用意しておいてください。「ひたすら我慢」の状態で，意志の力で渇望を抑え込もうとするのは良い方法ではありません。

　もう1つの効果的な方法は，少し逆説的ですが，**渇望を抑えつけるのではなく，ありのままじっくり観察する**という方法です。そうすると不思議なことに，渇望の力がスーッと弱まっていくのがわかると思います。詳しいやり方は以下の通りです。

エクササイズ

1. 静かに深呼吸して，自分の渇望を抑え込むのではなく，じっくりと「観察」しようと心に決める。自分の今現在の状態を「あるがまま」に受け入れ，観察するだけで，意図的に「渇望を抑え込もう」「リラックスしよう」などと考えないようにします。
2. 渇望は心のどこから生じてくるのか，どのように動いているのかを，ちょっとした好奇心をもって，心のなかで静かにながめてみましょう。
3. すると次第に，渇望はちょうど波のように強弱があり，寄せては返すものであると気づくはずです。
4. 次に，あたかもサーフィンをするように，その波に乗ってみましょう。波のリズムに合わせてゆったりと深呼吸をする，ちょうど呼吸をサーフボードにして，自分が渇望の波の動きにうまく乗っているようなイメージです。
5. 数分もすれば，渇望が徐々に弱くなっていることに気づきます。

この方法は，**渇望サーフィン**と呼ばれているテクニックです。思考ストップ法と同じく少し練習が必要な場合もありますが，慣れてくると大きな効果を発揮できます。
　時には圧倒的な力で迫ってくる渇望に対し，われわれは無力なのではありません。いくつもの確固とした効果的な対処法があるのです。何もせずに，ただただ中脳の「ささやき」や渇望の力に屈服するのではなく，これまでに説明して練習してきた方法を実践することで賢く対処することが，リラプス・プリベンションによる禁煙の要です。

3. もしも再喫煙してしまったら……

　これから一生禁煙を続けることが最大の目標です。そのためには，たえず危険信号に注意をし，リラプスの予測と防止につとめるとともに，健康的なライフスタイルを維持していく必要があります。最初のうちは大変でも，次第にリラプスの危険性は減ってきて，新しいライフスタイルにも慣れてきます。中脳の影響力が減り，新しい行動パターンが定着するからです。
　しかしそうは言っても，それまでの間，リラプスの危険が襲ってくることは何度もあるでしょう。最悪の場合，誘惑に負けてタバコに手を出してしまうことがあるかもしれません。せっかく禁煙していたのに，それに失敗してしまったとき，私たちはどんな気分になるでしょうか。自分を責めて，情けない気分になるかもしれません。あるいは，「もうどうでもいい，しょせんタバコをやめることなんてできない」と思うようになって，もう禁煙のための努力をやめてしまうかもしれません。過去にも禁煙にチャレンジしたことのある人は，こういう体験があると思います。しかし，これでは中脳の思うツボ，最悪の結果です。
　こうしたパターンは**禁断破断効果**と呼ばれています。禁煙の過程で一度失敗してしまうと，無力感に陥ったり，破れかぶれになったりして，妥協に妥協を繰り返し，努力を放棄してしまうのです。
　今後リラプスがないに越したことはありませんし，そういうことがないようにわれわれは今最大限の努力をしているわけですが，万が一，一度失敗してしまったときは，以下のような対策を講じてみましょう。

1. その1本を最後の1本にする。残りのタバコがあるならその場で捨てる。
2. 今，危険な状況にあるのなら（飲み会の最中，喫煙者に囲まれているなど），すぐにその場を離れる。あるいは禁煙を支えてくれている人に電話やメールをする。
3. その際の自分の思考（中脳の「ささやき」）を吟味して，それとは反対のことを唱える（例：しょせん禁煙なんてできない → 禁煙ができないはずはない）。
4. 落ち着いてから，自分のライフスタイルを見直して，問題点を探る。
5. 失敗した際の引き金は何だったか，対策が不十分な点は何だったかを振り返る。
6. 再喫煙に至る前ぶれは何だったか，それに気づいていたかを振り返る。
7. 問題点を修正する方法を考える。

ただ，ここで強調したいことは，失敗した場合のことを考えるからといって，決して失敗を許容しているのではないということです。失敗がないに越したことはありません。**われわれの第一目標は，あくまでも再喫煙のないスムーズな禁煙だということは忘れないでください。**つまり，ここで失敗のことを考えたのは，いわば「避難訓練」のようなものです。われわれは，万一火事が起こったときのことを考えて避難訓練をしますが，それは火事を許容しているわけでも期待しているわけでもないのは当然です。禁煙の場合も同じで，あくまで万一に備えて，最悪の事態を回避できるようにするための備えなのです。

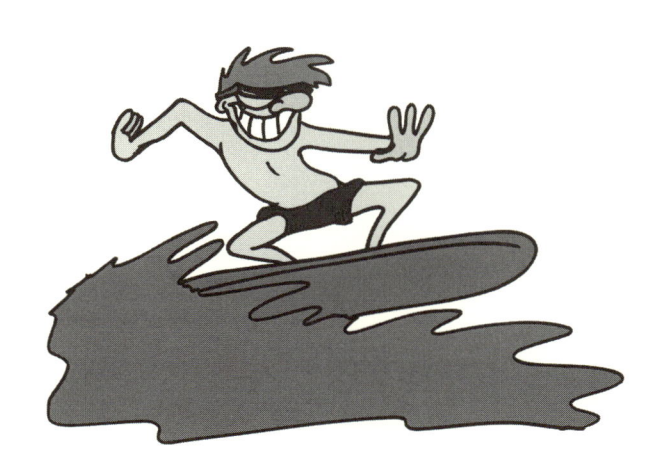

まとめ

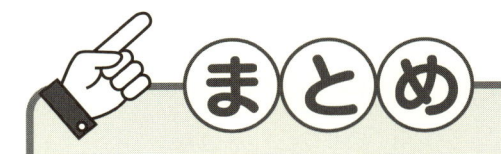

1. **中脳の「ささやき」のパターンを前もって把握しておこう。**

    中脳の「ささやき」のパターンを把握することによって，実際に中脳がささやいてきたときに，それにだまされないで，賢い対処を講じることができます。

2. **渇望の正体を知れば，渇望はこわくない。**

    渇望は太刀打ちできない圧倒的な力なのではなく，コントロールできるものです。思考ストップ法や，渇望サーフィンで上手に乗り切りましょう。

3. **禁断破断効果について理解しよう。**

    今後，１本もタバコを吸わないことが，われわれの目標です。しかし，万一失敗したときの対処を考えておくことも有益です。

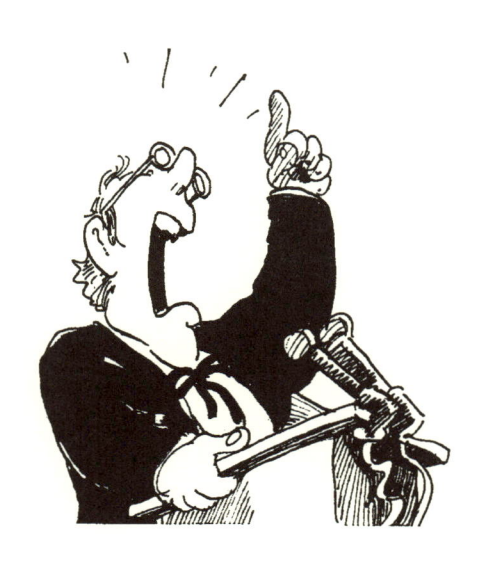

ステップ8

全体を振り返ってのまとめ
リラプス・プリベンション・プランをつくる

ステップ8のゴール
・禁煙継続についてのモチベーションを維持する方法を知る
・禁煙を継続するために,リラプス・プリベンションの計画表を完成させる

1. 禁煙継続のためのモチベーション

　さて,いよいよ今回でこのプログラムも最終回です。プログラムの締めくくりに,そもそもなぜ禁煙を始めようと思ったのか,もう一度改めて考えてみましょう。禁煙をやめたくなったり,モチベーションが低くなったりした場合は,いつでもここに書いたことを読み返して気持ちを新たにすることが大切です。

あなたはなぜ,禁煙をしようと思ったのですか？

_____

_____

_____

禁煙をすることでどのようなメリットがありますか？

_____

_____

_____

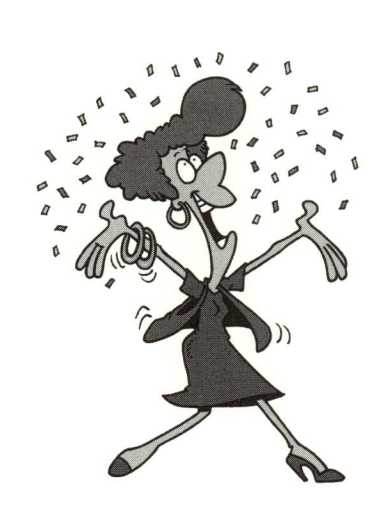

タバコを吸い続けることでどのような悪影響がありましたか？　あるいは，将来的にどのような悪影響が考えられますか？

_____

_____

_____

　禁煙を始めてから，それはいくらか改善されましたか？　あるいは，改善の見込みはありますか？

_____

_____

_____

2. リラプス・プリベンション・プラン（RPプラン）

　これまでのまとめをした後，今後の禁煙継続に向けての指針をつくって，このプログラムを締めくくることにしましょう。これまでわれわれが学んだことは，喫煙行動にはライフスタイル上のさまざまな要因が深く関連し合っているということでした。そして，それらをうまく回避したり，対処したりすることによって，禁煙を確かなものにしていくことが可能だということも理解しました。これらを振り返りながら，自分の喫煙行動に関連する「危険」とそれに対処する方法をまとめてみましょう。

(1) 禁煙の目標
　あなたは，なぜ禁煙を決断したのでしょうか？　何が目標でしょうか？　禁煙を続けることで，どのような将来にしたいですか？

_____

_____

(2) 引き金
　あなたの喫煙行動が生じやすい引き金にはどんなものがありましたか？　人，物，時間，場所など幅広く挙げてください。このなかで特に危険な引き金は何でしょうか？

_____

_____

(3) 感情の引き金
　ある種の感情がうっ積すると危険な引き金となることも理解しました。あなたの危険な感情にはどのようなものがありますか？

_____

_____

（4）引き金への対処

それでは，危険な引き金に対処する方法として，実際にどのようなことを実行していますか？ あるいは今後実行しなければなりませんか？

_____
_____

（5）期待

あなたはタバコに何を期待していたのでしょうか？ リラックス，それとも手持ちぶさたの解消ですか？ あなたがタバコに求めていたものを明確に理解することもまた大切です。

_____
_____

（6）期待への対処

あなたがタバコに期待していたものを，別の行動で満たすことができるはずです。それはどのような行動でしょうか？

_____
_____

（7）リラプスの兆候

リラプスの黄色信号が灯ってしまうような危険な前ぶれにはどのようなものがありますか？ 行動，思考，感情のすべてについてまとめてください。

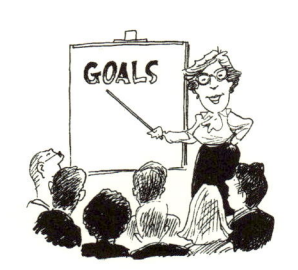

_____
_____

(8) 代替活動

ストレスがたまったり，気分転換したくなったりしたときに，どのような気晴らしをしますか？ これまでやっていたこと，今後やってみたいことの両方を書いてください。

_____

_____

(9) その他のテクニック

リラクセーション法，運動，思考ストップ法，渇望サーフィン，努力の可視化，自分へのご褒美，これらはいずれも禁煙の継続を確かなものにするために活用できるテクニックです。今後続けてみたいものはどれですか？ また，このほかに何か良いテクニックはありますか？

_____

_____

(10) まだできていないこと

プログラムのなかで学んだことのうち，まだ十分にできていないことは何ですか？ それを可能にするためには何をしなければいけませんか？

_____

_____

以上をまとめて，次のページの RP プランを完成させてください。そして，**これをいつも携帯して**，必要なときにすぐに参照できるようにしてください。

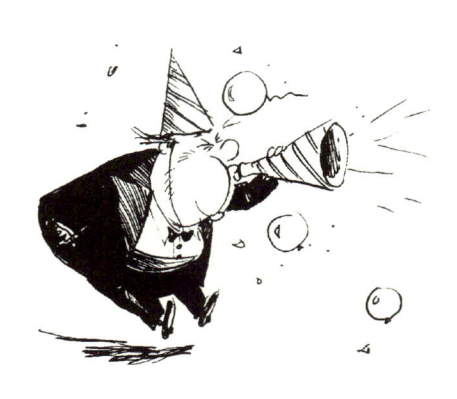

私のRPプラン

禁煙目標と将来の自分

危険な引き金 ⇒ 対処法

タバコに期待していたこと ⇒ それをタバコ以外で満たす方法

リラプスの兆候 ⇒ 対処法

専門家のために
Re-Freshプログラムの理論的背景と活用の手引き

　本書は，認知行動療法，なかでも依存症（アディクション）治療に特化した治療モデルである「リラプス・プリベンション・モデル」に立脚して開発された，我が国初のエビデンスに基づく禁煙支援プログラムである。リラプス・プリベンション・モデルとは，米国ワシントン大学のアラン・マーラット（Gordon Alan Marlatt）が，1980年代にアルコール依存症治療のために開発した治療モデルである（Marlatt & Witkiewitz, 2005）。当時，アルコール依存症には薬物療法を除いてこれといった専門的治療がなく，唯一アルコホリックス・アノニマス（AA：匿名断酒会）と呼ばれる自助グループが，断酒を目指すアルコール依存症患者の援助をしていた。そのような状況のなか，救世主のごとく出現した治療モデルが，このリラプス・プリベンションであった。そして，この治療モデルによって治療成績は大幅に高まり，現在はアルコール依存症治療のみならず，ニコチン依存症を含む物質依存症はもとより，ギャンブルおよび性犯罪などの行動的アディクション，さらには摂食障害，統合失調症，うつ病などの再発予防にも広く用いられるようになっている。

　リラプス・プリベンションは，地道な研究の積み重ねによって構築された科学的治療モデルであり，その効果も膨大な数の臨床研究によって実証されている。たとえば，Irvin et al.（1999）は，アルコール，タバコ，コカイン，そして多剤乱用者を対象としたリラプス・プリベンションの効果について，メタ・アナリシスを行っている。その結果，リラプス・プリベンションによる治療は，有意にこれらの薬物使用を抑制し，心理社会的機能を向上させることが示された。

　禁煙治療に限定して言えば，現在は，ニコチン・パッチなどによるニコチン置換療法，バレニクリンによる薬物療法，そして認知行動療法（リラプス・プリベンション）を組み合わせた治療に最も確実な効果があるとされており（Fiore et al., 2000；U.S. Department of Health and Human Services, 2000；World Health Organization, 2003），これらの組み合わせが治療のスタンダードである。たとえば，ニコチン置換療法に認知行動療法を組み合わせた場合，その効果は約2倍になると報告されている（Abrams & Niaura, 2003）。

　一方，我が国に目を転じてみると，ニコチン置換療法や薬物療法は導入されているものの，なぜか認知行動療法（リラプス・プリベンション）だけが取り残されている。それにはさまざまな原因があろうが，認知行動療法の担い手である精神科医や臨床心理士などの禁煙治療に対する関心が低いという特殊性が挙げられよう。さらには，認知行動療法そのものが我が国ではようやく近年になって注目され始めたという，これもまた我が国特有の問題ゆえであろう。

　そのため，せっかく禁煙を志して禁煙外来に通っても，十分な効果が得られなかったり，途中で治療そのものからドロップ・アウトしてしまったりする場合も少なくない。あるいは，薬物療

法によってせっかく禁煙に成功したとしても，通院が終われば再喫煙してしまうケースもある。さらには，自力で禁煙をしようと，いわゆる「禁煙本」を読んでみたところで，そもそも理論的な背景や科学的根拠があやふやなものであれば，その効果を期待できるはずがない。科学的根拠に基づく本書は，そうした並み居る「禁煙本」の類とも大きく一線を画するものである。

　我が国は，アディクション大国と言ってもあながち間違いではないだろう。なぜなら，喫煙率は20％を超えており（30～50代の男性に限ってみれば40％を超えている），これは人口で言えば2,200万人にも及ぶ（厚生労働省，2013）。アルコールに関しても，アルコール依存症患者は80万人と推計されており，問題飲酒者まで含めると約450万人と見積もられている（尾崎ほか，2005）。こうした状況を考慮すると，禁煙支援のみならず，アルコール依存症，覚せい剤などの薬物依存症，ギャンブル依存症，摂食障害，性犯罪，強迫的性行動など，アディクションをめぐる多くの問題についての研究と臨床は，今後一層注目されなければならない分野である（原田，2012）。

　ここでは本書を活用するうえで，いくつかの留意すべき点を，やや専門的に解説したい。このセクションの読者としては医療従事者，公衆衛生やメンタルヘルスの専門家などを主に想定しているが，もちろん本書で禁煙にチャレンジしようという方にも難なく一読していただけるように配慮している。

1　本書の活用法

(1) プログラムの実施形態

　本プログラムは，禁煙をしようとする方が，自習形式で1人で実施しても十分に効果が上がるようにつくられている。しかし，専門家の援助の下，個人療法または集団療法として実施するほうがより望ましい。この際の専門家は，できれば臨床心理士や精神科医などメンタルヘルスの専門家であることが理想であり，認知行動療法の訓練やリラプス・プリベンションのワークショップに参加している専門家であればそれに勝ることはない。さらに，依存症やアディクションについての専門的知識があることが望ましい。しかし，このような専門家でなければ本プログラムを実施できないというわけではない。ここに述べる事項や本書末尾にリストアップした参考図書を利用しながら，リラプス・プリベンションへの理解を深めていただいたうえで，本書を活用していただきたい。

(2) プログラムの進め方

　本書の冒頭で説明した通り，ステップ1から順番に，1週間に1つのステップを完了させるようなペースが理想的である。セルフ・モニタリングの時間が必要である場合もあれば，それぞれのステップで学習する内容には練習が必要な場合もあるため，拙速に進めることは望ましくない。また，折にふれて過去の内容を読み返し，内容を再確認したり，理解を深めたりしながら進んでいくことも望ましい活用法である。繰り返しと練習，これは認知行動療法におけるスキル訓

練の基本である。

　また，スキルの活用がうまくいかなかったり，課題に失敗してしまったりしても，うまくいったこと，できたことのほうにより焦点を合わせるようにしたい。できなかったことは，再度練習すればよい。実際，いくつかのスキルにはそれなりの練習が必要である。アディクションの治療においては，「進歩はゆっくり着実に」がキーワードである。

　自習によってどうしてもうまくいかなかった場合は，やはり専門家の力を借りることを考慮すべきかもしれない。また，認知行動療法に通じていないセラピストが，本書を活用してうまく禁煙指導ができないと感じたときは，いろいろな研修の機会を利用して，認知行動療法やリラプス・プリベンションのワークショップを受けることを検討していただきたい。

(3) 薬物療法

　本書では，薬物療法についての記載は最小限に抑えてきた。それは，心理療法としての性格を明確にするためである。しかし，冒頭にも述べたように，現在考えられる最善の禁煙治療は，心理療法であるリラプス・プリベンションと薬物療法の併用であり，この両者は決して二律背反のものではない。したがって，禁煙外来で禁煙補助薬の処方を受けながら，あるいはニコチン製剤を使用しながら，それらと並行して本プログラムを実施することが，最も望ましい方法である。さらに，定められた期間，薬物療法を受けた後に，リラプス・プリベンションで禁煙継続を補強するという方法もある。

　その一方で，薬物療法が適用外のケースや薬物療法で失敗したケースなどでは，リラプス・プリベンションのみを行うことが最適な方法であろう。

　2014年3月現在，我が国で使用できる非ニコチン禁煙補助薬は，$\alpha_4\beta_2$ニコチン受容体部分作動薬のバレニクリンのみであり，欧米で用いられているブプロピオン，ノルトリプチリンなどはまだ認可されていない。バレニクリンは，ニコチンのアゴニスト（生理反応を代替できる薬物のこと）であり，ニコチン依存の形成に深く関与すると考えられている脳内のニコチン受容体に結合し，そこにニコチンが結合するのを阻害する。したがって，喫煙をしても快感が得られなくなるのである。コクラン・レビューでは，リスク比がプラセボに対し2.27（95% CI = 2.02-2.55）であったとされており（Cahill et al., 2012），これはすなわち禁煙成功率が約2倍高まるということである。ただし，バレニクリンには嘔気，頭痛，便秘，不眠などの副作用がある。

　ニコチン置換薬としては，我が国ではニコチン・パッチとニコチン・ガムが用いられている。欧米では，より即効性のあるニコチン鼻腔スプレーなども使用できる。ニコチン置換薬は，ニコチンを薬剤として摂取することで，禁煙による離脱症状を緩和するのが目的である。中用量と低用量のニコチン製剤は，現在はスイッチOTC薬として薬局で購入することが可能である。ただし，妊婦や狭心症，心筋梗塞などの循環器系疾患をもつ人の場合は，使用できない場合がある。ニコチン・パッチの副作用には，皮膚の発赤，かぶれ，不眠などがあり，ニコチン・ガムには，口内刺激感，嘔気，胃部不快感，不眠などがある。

　なお，ニコチン・ガムのほうが即効性があるため，禁煙中の渇望に対する「レスキュー」投薬として用いることも可能である。リラプス・プリベンションでは，渇望に対するコーピング・ス

キルを学習するのだが，万一それがうまくいかず，渇望が非常に大きくなってしまったときは，ニコチン・ガムを用いることも選択肢として考えてよい（Shiffman et al., 2005）。

2　リラプス・プリベンションの理論

(1) 中核的治療要素
●ハイリスク状況の同定と対処

　リラプス・プリベンション・モデルには，2つの段階がある。それは，①標的行動が生起しやすいハイリスク状況，あるいは標的行動の引き金となる刺激を同定する，②ハイリスク状況に対する対処法（コーピング・スキル）を学習する，という2段階である（Marlatt & Witkiewitz, 2005）。

　禁煙治療における標的行動は，もちろん喫煙行動であるが，どんなチェーン・スモーカーであっても，タバコを吸いやすい状況とそうでない状況はある。極端な話，睡眠中にタバコを吸う者はいないであろうし，電車内や図書館などで吸う者もいないだろう。これらは，「安全な状況」である。逆に「危険な状況」，すなわちハイリスク状況としては，飲酒時や食後などが挙げられる。また，イライラしたとき，誰かがタバコを吸っているのを見たときなども，喫煙行動の「引き金」となりやすい。ほかにも，細かくアセスメントすれば，どういう状況がハイリスクで，どういう状況が比較的安全かがわかってくる。普段は意識していないこのような状況要因や刺激の布置を分析し，それを変化させていくことがリラプス・プリベンションの第一歩となる。

　そうしたアセスメントが終了すれば，次に着手するのはハイリスク状況への対処である。それには大きく分けて2通りの方法があり，第1の方法はハイリスク状況を除去することである。多くの場合，ハイリスク状況を生み出す刺激（引き金）を，物理的に除去・回避するという方法が取られる。これを刺激統制，あるいは回避的コーピングと呼ぶ。タバコそのものや灰皿を捨てるのはもちろん，居酒屋に行くのをしばらくやめたり，マイカー通勤から電車通勤に変えたりすることなどは，この例である。

　第2の方法は，ハイリスク状況に喫煙以外の方法で対処するという方法である。これは，ハイリスク状況を除去することが不可能であったり，困難であったりする場合に用いられる。たとえば，ストレスが喫煙のハイリスク状況だとしても，これを完全に除去することは，生きている限り不可能である。しかし，ストレスへの対処法を変えることはできる。それまではストレスを感じれば喫煙行動によって対処していたものを，別の行動で置き換えるようにする。つまり，新たな対処法（コーピング・スキル）を学習するということである。これをコーピング・スキル訓練と呼ぶ。

　代表的なストレス・コーピングとしては，リラクセーション法，ジョギングなどの運動，気晴らし活動などさまざまなものがある。これらはいずれも行動的コーピングである。一方，ストレスの原因となっている出来事への認知を変える認知的コーピングもある。たとえば，苦手な得意先への訪問をストレスフルに感じ，これまでは訪問の前後に喫煙していたとしよう。しかし，そ

れを自分の営業スキルアップの良いチャンスだと考えることで，ハイリスク状況そのものに対する認知的評価が変われば，それもはやハイリスク状況ではなくなるかもしれない。このように，1つ1つ具体的な場面における具体的な対処法を考え，それらを練習し習得していく。これがリラプス・プリベンションの要である。

●渇望への対処

　ニコチンやアルコールなどの物質依存治療において最大の難敵と言っても過言でないのは，渇望（物質への強い欲求）の存在である。渇望とは，その物質に対する「記憶」のようなものであるといえる。たとえば，昔デートをしていたときに聞いた曲がラジオから流れてきて，思いがけず忘れていた昔の恋人を思い出すということがあるだろう。これは，思い出の曲が記憶のスイッチを入れたのである。禁煙の場合も同じで，タバコを忘れようとしていても，ふとしたことが引き金となってスイッチが押され，タバコを吸いたいという強い欲求（渇望）が引き出されることが往々にしてある。記憶を消すのが難しいのと同様，渇望を完全に消すことはなかなか困難である。しかし，これも記憶と同様，時間の経過に伴って漸減していくのが普通である。

　とはいえ，禁煙初期においては，ときに強烈な渇望が生じることがあり，禁煙を志す意志の力をやすやすと打ち砕いてしまうのである。幸いなことに，ニコチン依存症には渇望を薬物で抑制するためのニコチン置換療法がある。すなわち，ニコチン・パッチやニコチン・ガムなどの力を借りて，渇望を和らげながら禁煙を目指すことができる。がむしゃらに我慢する必要はない。

　薬物に頼りたくないのであれば，渇望に対するコーピングの学習をすることが効果的である。このとき重要なことは，渇望が強烈になってしまう前に，それが頭をもたげはじめた頃に気づくことができるようにすることである。このような「セルフ・モニタリング能力」は，アディクション治療においてきわめて重要である。

　渇望コーピングとして，本書でまず紹介したのが「思考ストップ法」である。これにも行動的コーピングと認知的コーピングがある。行動的コーピングの例としては，冷たい水を飲む，体を動かす，深呼吸をする，シャワーを浴びる，誰かに電話をするなどの方法があろう。認知的コーピングの例としては，何か集中できることを頭に思い浮かべて気をそらすという方法がある。最初はいろいろ試してみて，一番うまくいくものを絞り込んでいくようにする。そして，自動的にそれが行えるようになるまで練習をすることが大切である。

　渇望に対処するのはタイミングが重要であるうえに，渇望が生じたときには本人に心理的余裕がない場合が多い。したがって，できるだけ少しの努力ですばやく効率的に対処する必要があり，渇望のサインに気づいたら，ほぼ自動的に対処できることが理想的なのである。さらには，最初は行動的コーピングに頼るほうが効率的な場合が多いが，徐々に認知的コーピングに移行することが望ましい（Shiffman et al., 2005）。なぜなら，行動的コーピングは状況に依存することが多い（たとえば，電話するには相手が必要であり，水を飲むなら水がすぐ手に入る状況でなければならない）のに対し，認知的コーピングは場面を選ばず，いつ何時でも心のなかで行うことが可能な分，応用範囲が広いからである。

　渇望コーピングとして近年注目を集めているのは，マインドフルネス認知療法を応用した認知

的コーピングである。これは，渇望を無理やり抑え込もうとするのではなく，むしろ渇望を受け入れ，それを観察しようとする方法である（Bowen et al., 2011 ; Zgierska et al., 2009）。有名な「シロクマ実験」では，「シロクマのことを思い出さないようにしてください」と教示を受けた参加者は，かえってシロクマのことを思い浮かべてしまうという逆説的な結果が示された（Wegner & Schneider, 2003 ; Wegner et al., 1987）。これを「思考のリバウンド効果」と言うが，渇望についても，それを無理に抑制しようとするのは逆効果に終わる場合がある。そのため，渇望が生起した際，「渇望サーフィン」というテクニックを用いて，あたかも渇望という波に身を委ねるかのように，それを観察するのである（Bowen & Marlatt, 2009）。すると，渇望は得体の知れないとてつもない敵ではなく，強くなることもあるが波のように引いていくこともあり，徐々に小さくなっていくということに気づく。

禁煙を始めたばかりの人や，過去に禁煙失敗体験のある人は，渇望に対して「自分には太刀打ちできないものだ」「再喫煙しか対処する方法がない」という無力感を抱いていることが多い。ときには，それが非合理的な「信念」となっていることもあるが，渇望サーフィンは，そうした認知の歪みを修正し，自己効力感を高めるのにも有効である。

(2) 周辺的治療要素

リラプス・プリベンションには，このほかにもいくつかの周辺的治療要素がある。これらは，すべての人に対して必ずしも行わなくてもよいものであり，相手の治療ニーズに応じて取捨選択が可能である。一般的に，ニコチン依存度が高い者ほど，多くの治療要素を組み込み，依存度が低い者には必要最小限でよい。

●ソーシャル・サポートの構築

禁煙は，本質的に孤独な戦いかもしれない。しかし，周囲の支援を受けながら禁煙を行う方法はたくさんある。本プログラムをグループで行うことも，そのひとつである。一緒に禁煙を目指す仲間がいることは，何よりのソーシャル・サポートになる。あるいは，家族や友人の助けを借りるのも良い方法である。具体的には，一般的なサポート（「頑張って」と声をかけるなど）より，禁煙に特化した具体的サポート（一緒に運動する，モニタリングを一緒に行うなど）のほうがより効果的である（Abrams & Niaura, 2003）。

さらには，自助グループに通う，インターネットで「禁煙マラソン」（http://www.kinen-marathon.jp）に参加するなどの方法もある。家族や友人と一緒に禁煙を始めるのも良い方法である。

●代替活動の学習

タバコをやめたばかりの人は，自分の生活のなかにぽっかり穴が開いたように感じることがある。食後のいつもの一服がない，休憩したくてもどうやって気分転換すればよいかわからない，居酒屋に行っても手持ちぶさたで困るなど，それまでライフスタイルのなかでタバコが占めていた部分がそっくりなくなってしまうからである。

効果的な禁煙のためには，その穴を何かの行動で塞いで，再喫煙への「落とし穴」にならないようにすることが大切である。そのために，何らかの代替活動を考え，それを学習する必要が出てくる。たとえば，食後の時間を持て余すように感じるなら，喫茶店やカフェに行ってコーヒーを飲む（禁煙の店か禁煙席で）。居酒屋では，いつもより一口一口よく噛むようにする，噛みごたえのあるものを注文する，幹事を買って出て忙しくする，酒のほかに氷水やソフトドリンクなどを注文しタバコが吸いたくなったらそれを飲む，など。

ほかにも，生活全般に関する代替活動としては，運動をする，習い事を始める，座禅を組むなど，これまでやったことのないものに挑戦することが考えられる。このように何かに没頭することはポジティブ・アディクションとも言われ，不健康なアディクションの穴を埋めるには最適である。

●禁煙失敗への対処

禁煙支援を行なううえで，最も扱いに苦労するのが，再喫煙の問題である。しかも，実際これは頻繁に生じるものでもある。それは，個人の努力不足や治療方法の問題というよりは，禁煙における自然なプロセスであると認識を改めたほうが正しいであろう。研究によれば，禁煙に成功するまで平均3〜4回の失敗をするとも言われている（Abrams & Niaura, 2003）。もちろん，一度も失敗せずに成功する人もいるし，それに越したことはないが，現実はそう単純ではない。つまり，一方で理想（失敗のない禁煙）への努力を重ねながら，他方で失敗のリスクについても心に留めておく必要がある。

ここで誤解のないように強調したいのは，失敗を考慮するからと言って，妥協して失敗を許容しようというのではないということである。失敗は望ましくないが，起こりうるものであるから（それもかなりの高確率で），それに備えることも大切だということである。このことは，よく避難訓練に例えられる。つまり，火災は絶対に起こしてはならないが，万全の対策をしていても生じる場合はある。よって，万一の場合に備えて避難訓練は必要である。しかし，火災を想定して訓練をするからといって，火災が起きてもいいと考えているわけではない（Shiffman et al., 2005）。

さて，ではリラプス・プリベンションにおける「避難訓練」とはどのようなものだろうか。リラプス・プリベンションでは，一度の失敗（再喫煙）を「ラプス（lapse）」と呼んで，「リラプス（relapse）」とは区別して考える。この場合のリラプスとは，ラプスが原因で禁煙への努力を放棄してしまい，元の喫煙状態に戻ってしまうことをいう。リラプス・プリベンションでは，仮にラプスが生じても，リラプスへと進展してしまうことを防止することも重要な治療目標のひとつである（Marlatt & Witkiewitz, 2005）。

では，ラプスからリラプスへの進展はどのように生じ，それはどのように防止できるのだろうか。ラプスを体験した者は，罪悪感や無力感を抱いたり，自己嫌悪に陥ったりしやすい。禁煙に向けて努力をし，自信が大きかった場合や，周囲からの期待が大きかった場合はなおさらである。その際に，失敗の原因を内的，全般的，統制不能な要因に帰属してしまうとリラプスへの危険が高まる。たとえば，「失敗したのは自分の意志が弱いからだ」（内的要因への原因帰属），「自分は何をやってもだめだ」「どうせ禁煙なんてできっこない」（全般的な原因帰属），「タバコが吸

いたくなる気持ちを抑えることなんてしょせん無理なのだ」（統制不能な要因への原因帰属）などである。
　これを防ぐには，認知的再構成法と呼ばれるテクニックが有効である。つまり，上述のような認知は誤りであるので，それを自覚させ，以下のような別の正しい認知に置き換えるのである。

- 失敗は機会的なもので，外的要因（引き金）によって引き起こされた。意志の力とは関係がない。したがって，外的要因をより注意深く統制することによって，失敗は回避できる。
- 1回失敗したからといって，それでこれまでの努力が無駄になるわけではない。
- 失敗したからといって，自分のすべてがだめなわけではない。
- 渇望はコントロールすることができる。

　このような認知が正しい認知である。そして，むしろラプスを，これまでの学習のうちどの部分が不十分だったのかを見直す，良い学びの機会だと捉え直すようにする。これも認知の再構成である。繰り返しになるが，この際には「少しの失敗ならOK」という誤ったメッセージを与えないように細心の注意を払う必要がある。

(3) リラプス・プリベンションへの補助的技法
　リラプス・プリベンションを進めるにあたっての補助的技法として，動機づけ面接法，随伴性マネジメントという認知行動療法のテクニックがある。これらをアディクションの治療において併用すると治療効果が高まることが，数多くの研究において実証されている。たとえば，Burke et al. (2003) のメタ・アナリシスによれば，薬物依存治療に動機づけ面接法を併用した場合，その効果量は，$d = .56$（95% CI = .31-.82）であった。一方，随伴性マネジメントについてのメタ・アナリシスでは，全般的な平均効果量は，$r = .32$（95% CI = .26-.38）であった（Lussier et al., 2006）。

●動機づけ面接法
　動機づけ面接法（motivational interviewing）は，リラプス・プリベンション同様，元来アディクション治療のために生まれた認知行動療法的技法であるが，現在はそれ以外にもさまざまな臨床領域において活用されている（Miller & Rollnick, 2002）。これは，行動変容のための治療法というよりはむしろ，行動変容のための準備状態，つまりモチベーション（動機づけ）を高めるためのコミュニケーション技法である。自分の行動を変えなければならないとわかっていても，往々にして人は，長年維持してきた行動を変えることに対してさまざまな抵抗感を抱くものである（たとえば，「タバコをやめたほうがいいのはわかっているが，やめるのはつらい」「酒を控えるべきだとは思うが，酒のない人生など考えられない」）。このような場合，いくら行動変容のために良い治療法があったとしても，治療が本来の効果を発揮することは難しくなるし，そもそも本人が治療そのものに抵抗を示してしまうことも少なくない。
　このような場合，治療の前に，あるいは治療と並行して動機づけ面接法を実施することによっ

て，本人のモチベーションを高め，治療を円滑に実施し，成功へと導くことができるようになる。禁煙治療の場合は，禁煙に対するモチベーションが低い相手に対して，この技法を用いた臨床面接を行うことで，禁煙を決断し，積極的に治療が受けられるようにと後押しをすることが目標となる。したがって，本プログラムを自習形式で1人で実施する場合は，動機づけ面接法を活用する余地はあまりないだろう。一方，セラピストが，個人または集団療法形式で本プログラムを実施するような場合は，大変有効な手段となる。

動機づけ面接法は，モチベーションが低い場合に特に活用できると述べたが，ある程度モチベーションを有する者でも，通常，禁煙のプロセスにおいて，そのモチベーションは揺れ動くものである。途中でプログラムがわずらわしくなったり，禁煙の自信が持てなくなったりすることはめずらしいことではない。そうした場合に，あるいはそれらを予防するためにも，セラピストが動機づけ面接法のテクニックをマスターしておくことは重要である。

まず，基本的姿勢として，セラピストは相手の話を傾聴し，つねに共感を示すということである。そして，クライエントのなかにある矛盾（タバコをやめたい，でもまだ吸いたい）を意図的に拡大し，プラスの方向（タバコをやめたい）へとモチベーションを高めていく。

動機づけ面接法の基本的なテクニックには，次の4つがある。

①開かれた質問

セラピストは，「はい／いいえ」では答えられないような質問を心がけ，できるだけ相手から自由な発言を引き出すようにする。

（例）
○「どうしてタバコをやめようと思ったのですか？」
×「健康のことを考えてタバコをやめようと思ったのですか？」

○「タバコをやめるメリットは何だと思いますか？」
×「タバコをやめることにメリットはあると思いますか？」

②認めて肯定する

開かれた質問によって，どんどん話を引き出し，望ましい反応が出れば，それにすかさず同意を示すようにする。これは認知行動療法の用語では「強化」と言い，相手の望ましい方向への変化を後押しする働きがある。「そうですね」「その通りですね」「よく決断されましたね」などと言葉で強化することもあれば，うなずき，微笑みなどの非言語的な強化もある。

望ましい変化に向けた言明を，動機づけ面接法では「チェンジ・トーク」と呼ぶが，セラピストは特にこれを聞き逃さず，即座に認めて肯定することが重要である。

③振り返りの傾聴

動機づけ面接法で最も重要であるが，習得が難しいのがこのテクニックである。これは，相手

の話を十分に傾聴しながら，かつその内容を的確にまとめて相手に返すという方法である。これによって，相手はセラピストが自分の話をきちんと聞いてくれていること，理解してくれていることを実感できるのである。また，自分が口にしたことを，セラピストの口からもう一度聞くということは，それ自体が強化にもなる。

　相手の話をただオウム返しに返すだけでも振り返りの傾聴にはなるが，より高度なテクニックは，相手が言ったことを半歩進めて返す，あるいは相手が次に言おうとしたことを推し量って返すという方法である。これによって，ポジティブな変化に向かって，そっと背中を押すことができる。ただし，あまりにも先走って，2歩も3歩も先へと進めようとすることは禁物である。それは相手の戸惑いや抵抗を生む結果になってしまう。セラピストにとって重要なことは，相手に変わってほしい，相手を変えたいという気持ちを極力抑えることである。禁煙という変化に向かってセラピーを進めているのに，これは一見矛盾することのようではあるが，変化というものはゆっくりしか生じないのが通常である。焦りは変化への抵抗を引き起こしてしまうからである。

　（例）
　　クライエント
　　　「お酒の席でタバコを吸わないというのは，なかなか難しいですね」
　　セラピスト
　　　○「お酒の席というのは，とても危険ですね」
　　　○「お酒の席でも吸わないように努力されているのですね」
　　　×「飲み会には行くべきではありませんね」

④要約して締めくくる
　セラピーの節目節目で，会話のなかで出た内容を，セラピストが適宜まとめて繰り返すことも大変有効なテクニックである。これまでの話の流れがすっきりまとまって，頭のなかが整理され，先に進みやすくなる。このときのちょっとしたテクニックとして，最後に「ほかに何かありますか？」と付け足すことも，さらなるチェンジ・トークを引き出す効果がある。

　（例）
　　「イライラに対処する方法として，顔を洗う，深呼吸する，音楽を聞く，ゆっくり休むなどいろんな案が出ました。どれも効果的な良い方法だと思います。ほかに何かありますか？」

　動機づけ面接法の習得には，相当の訓練が必要である。禁煙治療に当たるセラピストは，参考書を熟読するとともに，できるだけワークショップなどに出席して技法の習熟を目指すことが望ましい。

● 随伴性マネジメント
　これは行動療法の基本的な技法であり，特にアディクション治療に特化したものではないが，

外発的に治療動機づけを高めるため，あるいは，望ましい変化を促進するためによく用いられている。具体的な方法は，治療に出席したら，あるいは望ましい変化を達成したら（たとえば，禁煙1週間をクリアしたなど），それに随伴して金銭的または物理的な報酬を与えることで，それらを強化する。金銭としては，100円程度の少額から始め，段階を踏むごとに増額したり，ボーナスを加算したりする方法が取られる。たとえば，出席1回目に100円，2回目に150円，5回目皆勤でボーナス500円をプラス，欠席をすると100円に減額されボーナスもなし，などのスケジュールを立てる。

　金銭でなくても，賞品や賞品と交換できるバウチャーなどでもよい。さらには，これらの経費を病院が用意する場合もあれば，本人からあらかじめ徴収してそれを還元していくという方法もある。いずれにしろ，随伴性マネジメントにはかなり大きな効果がある（Lussier et al., 2006）。金銭に抵抗がある場合は，出席カードにシールを貼ったりスタンプを押したりするなどという方法で出席を強化することにも，ある程度の効果が期待できる。自習の場合は，「自分で自分にご褒美をあげる」という感覚で，貯金をしたり，成功に応じて買い物をしたりするなど，アレンジをすればよいだろう。また，家族や友人に協力してもらって，目標の達成に応じて何らかの報酬を渡してもらえるようにしてもよい。

　以上，Re-Freshプログラムの活用法や理論的背景について，駆け足で説明を行った。さらに専門的な理解を深めたい方は，この後に「さらに知識を深めたい方への参考図書」を挙げたので，あわせてご一読いただくことをお勧めしたい。

引用文献

Abrams, D.B. & Niaura, R.（2003）Planning evidence-based treatment of tobacco dependence treatment. In : D.B. Abrams, R. Niaura, R.A. Brown, K.M. Emmons, R.G. Goldstein & P.M. Monti（Eds.）The Tobacco Dependence Treatment Handbook : A Guide to Best Practices. New York : Guilford Press.

American Psychiatric Association（2000）Diagnostic and Statistical Manual of Mental Disorders, 4th Edition, Text Revision（DSM-IV-TR）. Washington DC : American Psychiatric Association.（高橋三郎・大野裕・染谷俊之＝訳（2002）DSM-IV-TR　精神疾患の分類と診断の手引き．医学書院）

American Psychiatric Association（2013）Diagnostic and Statistical Manual of Mental Disorders, 5th Edition. Washington DC : American Psychiatric Association.

Bowen, S. & Marlatt, G.A.（2009）Surfing the urge : Brief mindfulness-based intervention for college student smokers. Psychology of Addictive Behaviors 23-4 ; 666-671.

Bowen, S., Chawla, N. & Marlatt, G.A.（2011）Mindfulness-Based Relapse Prevention for Addictive Behaviors : A Clinician's Guide. Now York : Guilford Press.

Burke, B.L., Arkowitz, H. & Menchola, M.（2003）The efficacy of motivational interviewing : A meta-analysis of controlled clinical trials. Journal of Consulting and Counseling Psychology 71-5 ; 843-861.

Cahill, K., Stead, L.F. & Lancaster, T.（2012）Nicotine receptor partial agonists for smoking cessation. Cochrane Database of Systematic Reviews, Issue 4.

Emmons, R.A. & McCullough, M.E.（2003）Counting blessings versus burdens : An experimental investigation of gratitude and subjective well-being in daily life. Journal of Personality and Social Psychology, 84-2 ; 377-389.

Fiore, M. et al. (2000) Treating Tobacco Use and Dependence : Clinical Practice Guideline. Rockville : U.S. Department of Health and Human Services, Public Health Service.

原田隆之（2012）依存症治療の現在．臨床心理学 12（1），115-124.

Irvin, J.E., Bowers, C.A., Dunn, M.E. & Wang, M.C. (1999) Efficacy of relapse prevention : A meta-analytic review. Journal of Consulting and Clinical Psychology 67-4 ; 563-570.

Kawakami, N., Takatsuka, N. & Inaba, S. (1999) Development of a screening questionnaire for tobacoco/nicotine dependence according to ICD-10, DSM-Ⅲ-R and DSM-Ⅳ. Addictive Behaviors 24-2 ; 155-166.

川上憲人（2009）診断のピットフォール―たばこ依存症スクリーニングテスト（TDS）（解説）．治療学 43-2, 208-209.

厚生労働省（2013）平成 23 年国民健康・栄養調査の概要．http://www.mhlw.go.jp/stf/houdou/2r9852000002q1st-att/2r9852000002q1wo.pdf

Lussier, J.P., Heil, S.H., Mongeon, J.A., Badger, G.J. & Higgins, S.T. (2006) A meta-analysis of voucher-based reinforcement therapy for substance use disorders. Addiction 101-1 ; 192-203.

Mackay, J. & Eriksen, M. (2002) The World Tobacco Atlas. Geneva : World Health Organization.

Marlatt, G.A. & Witkiewitz, K. (2005) Relapse Prevention for Alcohol and Drug Problems. In : G.A. Marlatt & D.M. Donovan (Eds.) Relapse Prevention : Maintenance Strategies in the Treatment of Addictive Behaviors, Second Edition. New York : Guilford Press.（原田隆之＝訳（2011）リラプス・プリベンション―依存症の新しい治療．日本評論社）

Miller, W.R. & Rollnick, S. (2002) Motivational Interviewing : Preparing People to Change Addictive Behavior. Second Edition. New York : Guilford Press.（松島義博・後藤 恵＝訳（2007）動機づけ面接法．星和書店）

尾崎米厚・松下幸生・白坂知信・廣 尚典・樋口 進（2005）わが国の成人飲酒行動およびアルコール症に関する全国調査．日本アルコール・薬物医学会雑誌 40 ; 455-470.

Shiffman, S., Kassel, J., Gwaltney, C. & McChargue, D. (2005) Relapse prevention for smoking cessation. In : G.A. Marlatt & D. Donovan (Eds.) Relapse Prevention, 2nd Edition. New York : Guilford Press.（原田隆之＝訳（2011）リラプス・プリベンション―依存症の新しい治療．日本評論社）

U.S. Department of Health and Human Services (2000) Reducing Tobacco Use : A Report of the Surgeon General. Atlanta : U.S. Department of Health and Human Services, Centers for Disease Control and Prevention, National Center for Chronic Disease Prevention and Health Promotion, Office on Smoking and Health.

Wegner, D.M & Schneider, D.J. (2003) The white bear story. Psychological Inquiry 14-3 & 4 ; 326-329.

Wegner, D.M., Schneider, D.J., Carter, S. & White, T. (1987) Paradoxical effects of thought suppression. Journal of Personality and Social Psychology 53 ; 5-13.

World Health Organization (2003) Policy Recommendations for Smoking Cessation and Treatment of Tobacco Dependence : Tools for Public Health. Geneva : World Health Organization.

Yoshii, C., Kano, M., Isomura, T., Kunitomo, F., Aizawa, M., Harada, H., Harada, S., Kawanami, Y. & Kido, M. (2006) An innovative questionnaire examining psychological nicotine dependence, "The Kano Test for Social Nicotine Dependence (KTSND)". Journal of University of Occupational and Environmental Health 28-1 ; 45-55.

吉井千春（2006）ニコチン依存度テストの現在と未来（TDS, FTND, KTSND）．治療 88-10 ; 2572-2575.

Zgierska, A., Rabago, D., Chawla, N., Kushner, K., Koehler, R. & Marlatt, G.A. (2009) Mindfulness meditation for substance use disorders : A systematic review. Substance Abuse 30 ; 266-294.

さらに知識を深めたい方への参考図書

● リラプス・プリベンションについて
　G・A・マーラット＋D・ドノバン＝編（原田隆之＝訳）（2011）リラプス・プリベンション――依存症の新しい治療．日本評論社．

● 禁煙について
　磯村　毅（2005）リセット禁煙のすすめ――タバコの迷路から脱出し，自由の鐘を鳴らそう！　東京六法出版．
　加濃正人＝編（2004）タバコ病辞典――吸う人も吸わない人も危ない．実践社．
　日本禁煙学会＝編（2010）禁煙学 改訂2版．南山堂．
　宮島英紀（2007）まだ，タバコですか？　講談社現代新書．

● 依存症・アディクションについて
　D・アクスト（吉田利子＝訳（2011）なぜ意志の力はあてにならないのか――自己コントロールの文化史．NTT出版．
　D・J・リンデン（岩坂　彰＝訳（2012）快感回路――なぜ気持ちいいのか　なぜやめられないのか．河出書房新社．
　J・プロチャスカほか（中村正和＝監訳（2005）チェンジング・フォー・グッド――ステージ変容理論で上手に行動を変える．法研．
　島井哲志（2008）「やめられない」心理学――不健康な習慣はなぜ心地よいのか．集英社新書．

● 認知行動療法について
　伊藤絵美（2005）認知療法・認知行動療法カウンセリング初級ワークショップ――CBTカウンセリング．星和書店．
　坂野雄二（1995）認知行動療法．日本評論社．
　Z・V・シーガルほか（越川房子＝監訳）（2007）マインドフルネス認知療法――うつを予防する新しいアプローチ．北大路書房．

● 動機づけ面接法について
　S・ロルニックほか（後藤　恵＝監訳）（2010）動機づけ面接法実践入門――あらゆる医療現場で応用するために．星和書店．
　W・R・ミラーほか（松島義博・後藤　恵＝訳）（2007）動機づけ面接法――基礎・実践編．星和書店．

おわりに

　あらためて言うほどのことでもないが，人間とは不思議な生き物である。長生きしたい，健康でありたいと誰もが望む反面，タバコを黙々とくゆらせ，自らの健康をいたずらに害してしまう。フロイト流の精神分析家であれば，「それはタナトス（死の衝動）ゆえだ」と言うかもしれないが，それは同語反復でしかないようにも思える。

　聞くところによると，葉タバコの原産地とされるペルー北部では，250万年前のタバコの葉の化石が見つかっているらしい。250万年前というと，まだ原人の時代である。原人もタバコを吸っていたのだろうか。それはともかくも，より確かなところでは紀元前10世紀頃から，マヤ文明ではすでに儀式や医療にタバコが盛んに用いられていたという。そして，葉タバコが本格的に栽培されるようになったのは，16世紀頃だと言われている。

　これほどの長きにわたって人類の友であったタバコであるが，今やかつてないほどに嫌われ，愛煙家と呼ばれる人々は肩身が狭くなる一方である。しかし，そうは言っても我が国は，先進国のなかでは高い喫煙率を維持し続けており，20代から50代男性の喫煙率はいまだに4割を超えている。昭和40年の調査では8割を超えていたのだから，この半世紀で半分にまで減ったということになるが，それでもまだ男性では半数近い人がタバコを吸っているのだ。フロイトが正しいのだとすれば，彼らは死に急いでいるのだろうか。

　このような哲学的思索も暇なときには面白いのであるが，現代人はあいにく忙しいし，残念ながら禁煙にはほとんど何の役にも立たない。目の前にいる喫煙者が禁煙を望むのであれば，あるいは禁煙の必要があるのであれば，専門家としてその手助けをしなければならない。そういう単純かつ実際的な理由でこの本は完成した。幸いにして近年の行動科学の発展は目覚ましく，人間の問題行動を変えるための知恵も随分洗練されてきた。そのひとつが，この本の理論的基盤となった「リラプス・プリベンション」である。

　私はこれまで3度リラプス・プリベンションに出会っている。1度目は1997年，カリフォルニアで学生をしていた頃で，教科書のなかに「依存症の治療法」として，開発者のアラン・マーラットの顔写真とともに，リラプス・プリベンションの概略が記載されていた。そのときは，特に依存症に関心があったわけでもなく，ひとつの知識として学んだにすぎなかった。

　2度目は，国連薬物・犯罪事務所（United Nations Office on Drugs and Crime：UNODC）に勤務するようになった2002年のときである。国連の試験に受かったのはよいが，希望していた部局には空きがなく，代わりにオファーのあったUNODCに行くことになった。勤務地がウィーンというのには心ときめいたが，このときも薬物や依存症に特段の関心があるわけではなかった。しかし，ここでの勤務によって，次第に依存症の研究や臨床に嵌まっていった（まさにアディクションかもしれない）のだから，人生とはよくわからないものである。そして，このときに嫌でも何度となくリラプス・プリベンションに出会うのである。そのときは，もっぱらヘロインや覚せい剤など違法薬物のリラプス・プリベンションであったが。

帰国後，私は日本の刑務所や病院で覚せい剤やアルコール依存症，そして性犯罪者などのリラプス・プリベンションに関わり続けた。そのなかで3度目の出会いが訪れた。それは，2010年，ボストン大学で開催された学会で，マーラット本人に会ったときである。ちょうどその頃，私は彼の著書『リラプス・プリベンション』を翻訳しようとしており，さらにタバコのリラプス・プリベンションを大学で学生向けに開発し始めていた。偶然に紹介された髭面の男性がマーラットだと知って驚いたとともに，大学院時代の教科書の写真を少し思い出していた。

　しかし，残念なことに，それが最初で最後のマーラットとの面会となった。翻訳の作業中，何度もメールでやり取りはしていたが，本が完成する前に彼は急逝してしまった。2011年3月，日本で大震災が起こった直後のことである。その年の秋，彼の母国であるカナダで開催された学会では，『リラプス・プリベンション』の共編者であるデニス・ドノバンが，マーラットを偲んで追悼セッションを行い，私もその場で最後の別れをしてきた。

　しかし，私とリラプス・プリベンションとの出会いは，これからもっと姿形を変えて続いていくだろう。事実，リラプス・プリベンションは，現在進行形でどんどん進化を続けている。より適用範囲を広め，より新たな技法を加え，よりさまざまな国や文化において用いられるようになっている。そうして，これまでとは違った新しい健康的なライフスタイルを手に入れる人々が増えている。

　今回，このような形で，禁煙のためのリラプス・プリベンションのワークブックを世に出すことができたのは，本当に大きな喜びである。15年前に出会った分厚い教科書の1ページがこのような形で結実するとは，思いもよらなかった。これを4度目の出会いとしてもよいだろうか。

　金剛出版の藤井裕二氏には，企画段階からずっと親身なお力添えをいただいた。日本禁煙学会や禁煙心理学研究会の先生方には多くの助言を頂戴した。特に，禁煙心理学研究会世話人の加濃正人先生には，多くのお力添えをいただいた。また，東京医科歯科大学の石塚典子さんには，全体に目を通していただき，数多くの助言をいただいた。ここに記して心から感謝の意を表したい。

2013年12月
原田　隆之

【著者略歴】

原田隆之（はらだ・たかゆき）

目白大学人間学部心理カウンセリング学科准教授。東京大学医学部客員研究員。東京都医学総合研究所客員研究員。一橋大学大学院，カリフォルニア州立大学大学院修了。法務省法務専門官，国連薬物犯罪事務所アソシエート・エキスパート等を経て，現職。

[著書]
Drug Dependence Treatment : Interventions for Drug Users in Prison（共著・United Nations［2009］）
『健康行動科学』（共著・共栄出版［2010］）
『カウンセリング実践ハンドブック』（共著・丸善［2011］）
『薬物政策への新たなる挑戦――日本版ドラッグ・コートを越えて』（共著・日本評論社［2013］）

[訳書]
G・アラン・マーラット＋デニス・M・ドノバン＝編『リラプス・プリベンション―依存症の新しい治療』（訳・日本評論社［2011］）
D・J・トーガーソン＋C・J・トーガーソン『ランダム化比較試験（RCT）の設計―ヒューマンサービス，社会科学領域における活用のために』（共監訳・日本評論社［2010］）

認知行動療法・禁煙ワークブック
――Re-Freshプログラム――

2014年4月20日　印刷
2014年4月30日　発行

著　者　原田　隆之
発行者　立石　正信

装　幀　戸塚　泰雄（nu）
本文組版　志賀　圭一

印刷・製本　シナノ印刷

発行所　株式会社　金剛出版
〒112-0005　東京都文京区水道1-5-16
電　話　03-3815-6661／振　替　00120-6-34848

ISBN 978-4-7724-1365-7　C3011　Printed in Japan©2014

好評関連図書

● CRAFT 依存症者家族のための対応ハンドブック

R・J・メイヤーズ＋B・ウォルフ=編　松本俊彦＋吉田精次=監訳

● A5判／190頁／2,600円（税抜）

● 本書で述べる「クラフト（CRAFT）」というプログラムは，科学的に立証された行動原理を用いて，家族や友人の物質乱用を減らし治療へと向かわせることを目的としており，さまざまな物質乱用者，ひきこもりの若者に対して効果があることが実証された科学的治療プログラムである。家族や友人の薬物・アルコール問題で悩む方，ならびに依存症問題の援助者必読の書！

● CRAFT 依存症患者への治療動機づけ

J・E・スミス＋R・J・メイヤーズ=編　境　泉洋＋原井宏明＋杉山雅彦=監訳

● B5判／300頁／3,800円（税抜）

● 現在最も強力な薬物・アルコール依存症治療プログラムと呼ばれ，米国において広く普及している認知行動療法プログラムである「クラフト（CRAFT）」の全貌を詳細に解説する。広く依存症治療にかかわる多職種の専門家（セラピスト，ソーシャルワーカー，精神科医など）にとって，クライエントに関係する家族や友人を通して治療に取り組むことを特徴とする CRAFT の真に有益な治療ガイド。

● 薬物・アルコール依存症からの回復支援ワークブック

松本俊彦＋小林桜児＋今村扶美=著

● B5判／160頁／2,400円（税抜）

● 海外で広く実践されている統合的外来治療プログラムを参考に，日本の実情に合わせて作成した「せりがや覚せい剤再乱用防止プログラム（SMARPP）」を，アルコール依存症にも対応できるようにアレンジしたワークブック。依存症者本人が自分自身の病気について学び，向き合い，回復への過程を実践できるためのコミュニケーション・ツールとして役立てることも期待できる。

● マインドフルネス・ストレス低減法ワークブック

B・スタール＋E・ゴールドステイン=著　家接哲次=訳

● B5判／240頁／2,900円（税抜）

● マインドフルネスの先駆者ジョン・カバットジンのプログラムを発展させた本書のプログラムは，「マインドフルネス呼吸法」と「ボディスキャン」（身体へのマインドフルネス）をベースに，「静座瞑想」（心静かに流れゆく体験に意識を向ける）と「ヨーガ」（身体を使ったマインドフルネス練習）を学べるように設計されている。シンプルでいて深淵なヨーガと瞑想エクササイズの数々を紹介する「体験重視」の実践的ワークブック！